ミラクル★ヒーリング

こんなに凄い！
宇宙の未知なる治す力

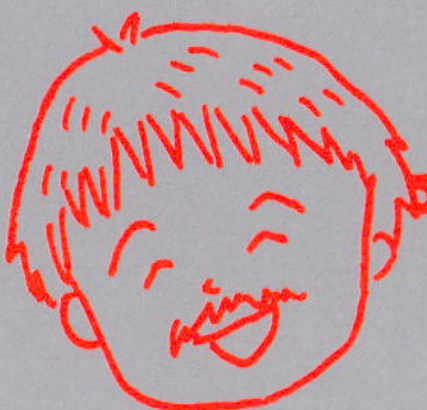

KOBAYASHI KEN
小林 健

おもしろブラザーズ
対×談

船瀬 俊介
FUNASE SHUNSUKE

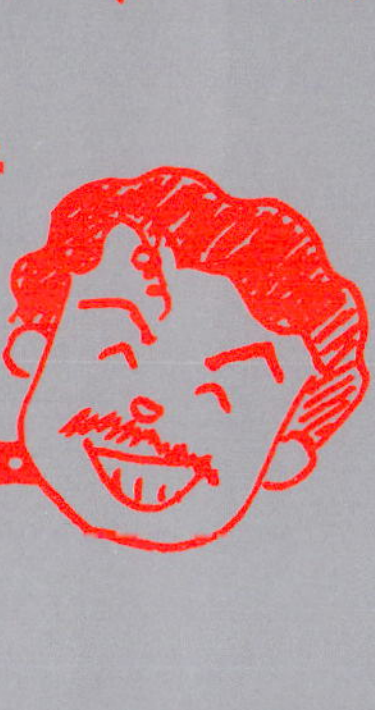

ヒカルランド

amazing medicine

7 『抗ガン剤で殺される』が導いた 2人の出会い

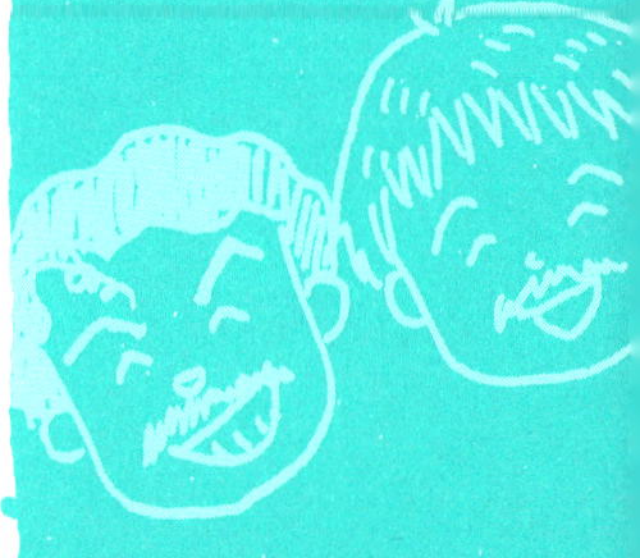

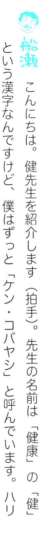

船瀬 こんにちは。健先生を紹介します（拍手）。先生の名前は「健康」の「健」という漢字なんですけど、僕はずっと「ケン・コバヤシ」と呼んでいます。ハリウッドで知らない人はいないヒーラーなんですよ。

小林 みなさん、ちょっと怖がっているんじゃないかしら（笑）。知らない人がいないとは、大げさですけどね。

船瀬 アル・パチーノとか、ロバート・デ・ニーロとか、来る人たちがほんとにすごい。

小林 アル・パチーノさんは鍼《はり》が苦手で、治療をしましょうかと言うと逃げ回るのです。

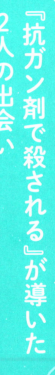

船瀬　アル・パチーノさんのガールフレンドが2人の子供が欲しくて、努力していたけど上手く行かなかったようで、健先生の治療を受けたら立て続けに2人うまれたのね。だけど別れちゃった（笑）。このエピソードはおもしろいね。

あとデ・ニーロさんは、奥様をまず治して、息子さんをケアした。必ず、パパラッチがいるから、デ・ニーロさんはめったに出歩かない。でもケン先生のところには来る。私も行きましたけど、ニューヨークのダウンタウンの先生のオフィスは、看板が出てないですね。

小林　出ていません。

船瀬　これから私がインタビュアー役で聞きますけど、取っておきの話がボンボン出てきますよ。「船瀬さん、入口のそこのところにロバート・デ・ニーロが座っていたんだ」とかね。彼はハリウッド俳優のオーラを消しまくって座っていた。オーラって消せるんだね（笑）。だけど、後から入ってきた白人のおばさまが、デ・ニーロだとわかって「Oh, my god!」と言ったという。

きょうはそんな「生ケン・コバヤシ」先生です。

ヒカルランドから出た『これからの医療』という本は、ケン先生と増川（いづみ）先生と私の鼎談です。非常にわかりやすく書かれています。それと、マキノ出版から『長生きしたけりゃ素生力《そせいりょく》をつけなさい』という本もちょうど一緒に出たので、この2冊は非常にお勧めです。

きっかけは7〜8年ぐらい前、僕のところに、ケン先生からぜひお会いしたいというファクスが届いたんですよ。これはいったい何だろうかと。

恐ろしい日本語で、ミミズが這ったような字だったんですよ（笑）。「ケン・コバヤシと申します。いろいろヒーリングをやっています」と書かれている。そのファクスは写真がけっこう黒くて潰れていたので、人相がよくわからない。ヒーラーというと、ひげを生やして作務衣《さむえ》か何かを着て「大和魂《やまとだましい》」と書いた鉢巻きを締めたのが、ハリウッド映画によく出てくるじゃないですか。そういう方かなと思って。

あっ先生ごめんなさいね（笑）。だから余り気乗りしなかったんですよ。だけど、勉強だからぜひお会いしてみようと思って五反田の先生のところに行って、ひげを生やした映画「ベスト・キッド」の師匠みたいな人がむすっと出てくるかと思ったら、スニーカーにジーンズで「はーい、ケン・コバヤシです」と現われたので、びっくりした。それで私が弟で先生が兄貴で、ビッグブラザーとしておつき合いいただいているんです。

小林 船瀬先生は実力は私の100倍あるけれど、私のほうが年上なものですから。

船瀬 何と今日は（2016年の）4月27日、あしたが私の誕生日なんです（拍手）。66歳になります。先生は私より10歳上です。

小林 76歳だね。（会場から「エエーッ」という声）

船瀬 チャーミングでしょう。先生はやんちゃなところがあって、とてもステキなんですよ。だから、僕はこのような兄貴分を目標にしたいなと思ってるの。心が老けたらダメね。先生は体がめっちゃ軽くてすごいよ。スニーカーでスキップしている感じがするもの。

先生が最初に私と会おうと思ったきっかけはどういうことだったでしょうか。

小林 私の秘書のナガツカが「これを見てくれますか」と、ユーチューブを見せてくれた。この私のとなりにいる方が「ここに座ってしゃべっていいのかな」と映っている。「みんな、抗がん剤で殺されてるんだよ」とか言って本を見せたので、エーッと思った。そんなことを言ったら、アメリカでは絶対に3日は生きられないね。だから秘書にお願いして、「多分すぐ殺されるから、その前に本を買ってほしい」ということで本を買ったんですよ（笑）。

読んだらますます不安になって、こんなに偉大で勇気のある人はいないから会いたいと思って、しばらくして日本に来て、彼女に「連絡してほしい」とお願いしたのですが、忙しそうだったので、どうしようかなと思って出版社に「すいません、船瀬先生、生きてますか」と電話したら（笑）、「どういうことですか」と言うから、「抗がん剤で殺されるなんて書いたら、アメリカじゃ無理だから」と言ったら、「生きてると思いますけど」と（笑）。出版社はいいかげんだよね。「連絡するにはどうしたらいいですか。電話したらいいですか」と聞くと。「あの方は電話には出られないと思います」といわれてしかたなく電話を切った。そしたらしばらくして、マネジャーみたいな人から「ファクスを送ったらいいと思います」と。

僕はファクスの仕方なんかわからないから、秘書に電話したんだけど、彼女は出られなかったようで、しょうがなく変な紙に書いた。

皆さんがあの字を見たらひっくり返ると思うけど、インテリさを全然感じない。ミミズが、それも二日酔いのミミズが這い回ったような感じで書いて送ったので、返事は絶対来ないはずなんですよ（笑）。

船瀬　いやいや……手書きのしっかりしたお便りだったんですよ。だから、この方は日本語が堪能だなとすぐわかった。「Nice to meet you」と言われたら、英語だ、どないしようと思う。それで先生とお会いしたのです。最初の言葉は、「船瀬さん、生きて会えてよかった！」と言うんですよ（笑）。

小林　ハグしちゃったの。

船瀬　そうそう。今も会うと必ずハグする（笑）。

小林　怖くて2人の女性をガードマンで連れてきたの。

船瀬　そちらをおとりにしようと思った。

小林　私は怪獣じゃないんだから。

船瀬　獲物を出せば、そっちに食いつく（笑）。

先生が「生きて会えてよかった！」と言ったので、「先生、どういうことですか？」と聞いたら、「船瀬さん、『抗ガン剤で殺される』（花伝社）は2回読みました。絶対にこれをアメリカで英語で出しちゃいけません」と言うわけですよ。「どうしてですか。だって、書いていることは本当のことです」、「全部本当のことです。だから、これをアメリカで英語で出したら2週間以内に殺されます」

小林　3日でしょうね。

船瀬　今は早まったよ。それはおどしでも何でもなかったんですね。

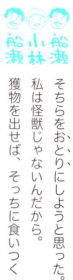

小林　そう。僕も何度もやられていますから。

船瀬　先生がものすごく慎重なのがわかったわけよ。先生のことを「ドクター」と呼んだらペケなんですよ。先生は患者を診るときに、「私、ケン・コバヤシがドクターでないことを知ってヒーリングを受けます」ということを「確認書」に必ず書かせる。ドクターと言わせようと思って、先生のところはスパイが来たでしょう。

小林 そう。僕のところに女性が来て、「Doctor Ken, doctor Ken」と執拗に言うわけ。そんなのを聞くと疲れるよ。「愛してる、愛してる」といつも言われたら嫌になっちゃうのと同じで、変だなと思って、「Don't call me doctor. Why don't you call me Ken?」と言ったら、「ビンゴ。私、もう500ドル儲かったから、it's OK」と言って帰っていっちゃった。要するに、僕に言わせたら録音して落とせる。

船瀬 「ハーイ、ドクター・ケン」と言って「イエス」と言ったら、医師の資格（MD）がないのに医師を名乗ったということで告発できる。そのためのスパイを送り込んできたわけですよ。そのスパイも正直やな……。

小林 みんなそうですよ。

船瀬 それで「500ドル、ゲット」なんて言うんです（笑）。アメリカは恐ろしい社会だな。

小林 アメリカのメディカルドクターというのは、ケミカル（化学薬物）を売らなきゃいけないんです。私の生まれた1940年に、ロックフェラーさんとカーネギーさんがケミカルで儲けようということで、ケミカルを売らないドクターはMD（メディカルドクター）になれないんです。

船瀬 そうだよね。そもそも伝統医療を叩きつぶして石油化学物の薬物療法中心の近代医療をつくり、利益独占したのもロックフェラー財閥だものね……。

小林 私は売らない。しようがないから、セドナの大学を卒業してPhD（博士号）をもらった。日本もそうですよ。ケミカルを売らない人はMDになれないんです。それで私はほっとしました。

私は皮膚が専門だから、渡米する前、皮膚の問題でどうしてもステロイドを出さなきゃいけないときがあるんですよ。ステロイドを出すと、見事に治るというか抑えるんですね。しばらくすると、「ドクター・ケン、もう一度ステロイドが欲しい。あれはいい薬です」、「あなた、こんなのを使い続けたら、がんになるよ」と。確実になります。それが嫌で38年前にアメリカに逃げたんです。アメリカは自由の国だからと思って行ったんだけど、おカネがないと自由にならないですよ。

船瀬　ステロイドは、もの凄い依存症になって副作用だらけの〝ステロイド地獄〟に堕ちていく……。

小林　同じドクターでも、私はＰｈＤといってケミカルを使わない医師なので、手術も「ノー」と言えるし、抗がん剤も「やるな」と言えるし、楽です。だからちょうどよかった。でも、普通のドクターが言ったらおしまいですね。あっという間に消えます。

amazing medicine

2 ケン・コバヤシの生い立ち

船瀬 先生のうわさ、伝説を聞いているんです。すごいですよね。先生のお生まれは新潟で、2歳のときにもう治療していたというんですよ。恐るべき神童ですね。先生、そのあたりをぜひ聞かせてください。

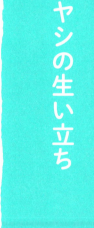

小林 生まれたのは雪国の新潟です。家は2階建てだったんですけど、冬には雪が2階の屋根を超えてしまう。普通は雪おろしですが、うちは雪下げなんですね。道路のほうが高いところにあるので。2カ月に一遍しか来てくれない郵便屋さんが屋根に落ちてけがをする。見えないわけですよ。見えないのに、うちのおじいちゃんが、「今、玄関に隣のミコちゃんちのおじさんが来ているから、ちょっと行ってほしい」って。わかるわけないのにね。行くと、おじさんが来ている。

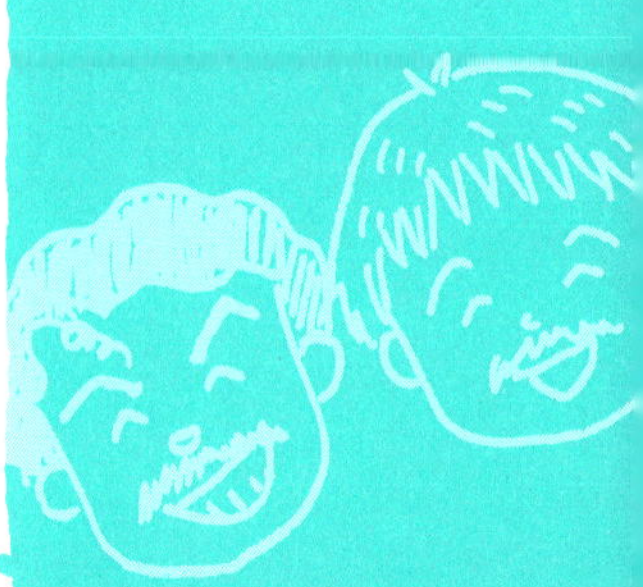

孟地《もうち》とか樽沢という村があったんだけど、そこは歩いて3時間もかかるんです。「あなた、今、お父さんが仕事が終わってかんじきを履いているけど、聞こえる?」って。聞こえるわけないけれども、おじいちゃんはわかるわけです。量子波というのは物理学者が見つけたんだけど、それをこたつの上で10カ月もやっているわけですよ。

船瀬 スゴイ!! まさに超能力者の家系ですね。

小林 針に糸を通して、糸の端を持ってミカンの小袋を針で刺して持ち上げて食べるんです。あんなの持ち上げられるわけないでしょう。やってごらんなさい、できないから。うちのおじいちゃんはポンとやって、ポンと食べる。1～2歳だったけど悔しいよね。私が何百回やってもダメなの。でも今は、ポン、ポンと食べられます。コツなんですよね。毎日そういうことをやっている。見えるか、聞こえるかというので、10カ月後にはザワザワと聞こえるようになる。おじいちゃんがすごかったんですよ。

船瀬 今はハーフじゃなくてダブルと言うらしいけど、ケン先生のお父様が……。

小林　ロシアの要人で、もともとうちのおじいちゃんがモスクワの北のほうで手術をするドクターをしていたんだけども、ロシア革命で殺されそうになって、北海道に逃げて肺炎になった。彼はホリスティックの人だから、そういった治療のできるところを探していたら新潟に1軒、春日《かすが》本草閣《ほんぞうかく》という350年やっているところがあって、地味なところですから誰もご存じないと思うんですけど、そこに逃げ着いた。そうしたら、日曜日の夜でお医者さんがいなくて、カトリーヌさんというセラピストがいた。彼女はロシアから研修に来ていたんです。それで簡単に治療してくれた。ロシア語をしゃべるから、あれ、ロシア人じゃないのということになった。よく歴史をたどるとわかるんですけど、100年ぐらい前はロシアと言ったら危ない、ユダヤ人と言っても危ないぐらいに毛嫌いしている状態で、地下室に隠れて治療していたみたいです。それが始まりです。

　2人がだんだん仲よくなって、結婚して生まれたのがうちの父なんです。うちの父は毛むくじゃらでごついんですけどいい人で、東京の大学を卒業して帰ってきたお母さんと結婚して生まれたのが私です。

船瀬　なんだか外国映画のような世界ですね。

小林　でも、私はユダヤ人としての位は低いです。どうしてかというと、本当はお母さんがユダヤ人でなきゃいけないんです。うちはお母さんが日本人なものですから、ハーフ・ハーフなんだけども位は低い。

ところが、ラッキーなことに私は食医（食べもので治す医者）なので、中国ではナンバーワンのドクターなんです。手術するドクターよりも位が高い。そして私のおじいちゃんがカバラというのをやっていました。ユダヤ人で子どもが2人いて、医者でなきゃ勉強できないカバラという医学があるんですね。おじいちゃんはそれの大事な方だったんです。

カバラのバイブルを「トーラー」というんですが、うちのおじいちゃんの名前はトラをおさめる「虎治」さんで、カバラの人が聞いたらびっくりするような人なんです。そういうおじいちゃんだったものですから、私はお母さんが日本人で位は低いんですが、その縁で位が上がりまして、今ユダヤに行ったら「ドクター・ケン」と言って足にキスされるわ、大変です。

船瀬　こそばゆいな。

小林　水虫がないからいいですけどね（笑）。

船瀬　とにかく先生はお生まれから、そして、育ちから普通じゃないですよね。

3

amazing medicine

幼少期から量子波で治療する

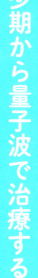

船瀬 先生の人生を映画にしたらおもしろい。小説でもおもしろいよね。先生は小さいときに病気を治していたでしょう。

小林 そうそう。1歳の誕生日に皆さんがいっぱいプレゼントをくれるんです。その中の1人、父の若いお弟子さんが鍼《はり》をくれたんですよ（笑）。すごい人だよね。その鍼の先っちょのほうを持ったので心配ないと思ったみたいで、それでよく遊んでいたようです。最後に自分で刺したりなんかして、みんなは、わあっと思うけど、大先生の息子だからということで許可されたみたいで、ずっといじってましたね。ニンジンに刺したり、大根に刺したりしていた（笑）。

船瀬 日本には「門前の小僧習わぬ経を読む」という諺《ことわざ》があるけど、まさに、

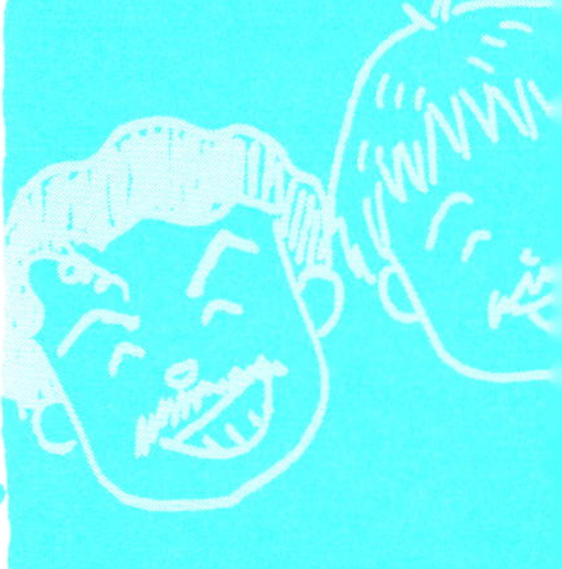

そのままだねえ！

小林　うちは、十日町から4時間ぐらい山を上がった山奥なので、皆さんが待合室でお弁当を食べたり、マッサージをし合ったり、居眠りしたり、いろんなことをやっているわけです。私は小さいころからいじめられるものだから、そこが一番安全な遊び場だったんです。そこにいると、「おい、ちょっとこっちに来い」と言って、「背中にちょっと鍼を刺せ」とか、「お灸をしてくれ」とか、私を利用するわけです。やっているうちにうまくなっちゃって、時々怒られると、おばあちゃんが「そんな子どもに怒ることない。教えたらどうかね」ということで、だんだん教わっていくうちに、自然にうまくなっていったようです。

船瀬　まさに、無心で学ぶことのすごさですね。

小林　そのときはわからなかったんですが、私の手から、世界でもまれに見る量子波というのが出るんです。量子波というのは、ご存じかもわかりませんけど、亡くなった船井幸雄先生に教えてもらったんですが、小さく小さくして100億分の1ミリのサイズにすると素粒子というんですけど、素粒子のもとの素生から出てくる電波なんです。それが私から出る。

小さいころ、ぜんそくの人が「健ちゃん、来てくれる？」と私を抱っこして寝ると、翌朝ぜんそくが治っていたり、添い寝しているとリウマチの人が治ったり。それで私は小さいころ、ベビーブッダとか、ベビージーザスと言われていたんです。

どういう意味だかわからなかったんだけど、最近、科学者がそういうのを発見して、新納《しんのう》（清憲《きよのり》）先生というテラヘルツ研究の偉大な先生がいて、僕に会ったら「Oh, my god! 君は世界に数人しかいない生まれながら量子波を持っている大切な人だね」ということで、大騒ぎになったんです。

調べたら、私の量子波は一瞬にして世界中に飛ぶんです。それも528ヘルツという、まれに見る治癒能力と愛と幸せの波長が出ているので、波動薬というCDをつくったんです。何ということはない、しゃべっているだけなんです（笑）。

つまらないことでもいいことでもしゃべっていると、皆さんが聞くでしょう。そうすると528の波長が入るんです。

船瀬　まさに最先端の新しい科学ですね。先生は、その超科学を体現している。

小林　それと素生力が生みだす量子波が入っています。さらに新納先生に強力な量子波を加えて頂いていますので、聞いているときは何でもないんだけど、だんだんけんかなんかできなくなるし、文句が言えなくなる。

　この間、二百何十人にそれを教えたんです。教える私が真の量子波を持っているから、全員が勉強できちゃう。頭で教えている人は絶対身につきません。

船瀬　まさに〝波動〟こそ、生命エネルギーである……と。それはあらゆる分野での証明があいついでいます。ケン先生の存在は、そのベスト・モデルですね。

amazing medicine

4

青汁1杯で生きている森美智代先生

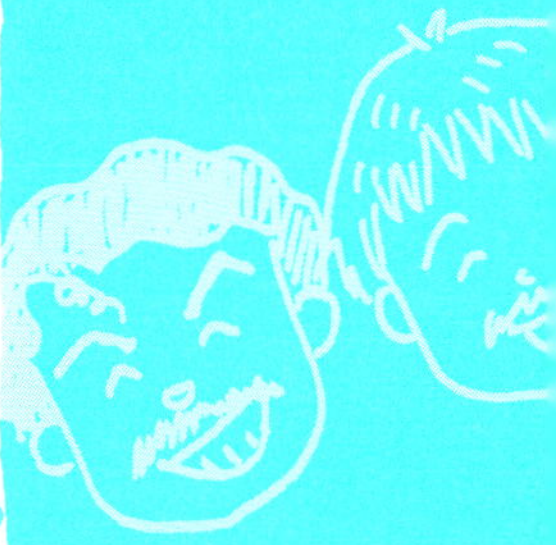

小林　船瀬先生はぐあいが悪くなると食べないんですよ、「一食です」と。「ちょっとぐらい、いいじゃないですか」と言ったら、「いや、ちょっときのう飲み過ぎたから食べない」。絶対食べないですよ。

船瀬　まあ、二日酔いということもありますけど（苦笑）。

小林　本物の人というのは、言っていることと行動が一致なんです。私もそうなの。人が喜ぶことが幸せなものですから、私が「おいしいね」と言うと、みんなが喜んでくれるから無理して食べますけど、基本的には自分では余り食べたくないですね。ニャンコちゃんの2倍ぐらいは食べますけど、あまり要らないんです。私は空気（プラーナ）を食べる人なんです。

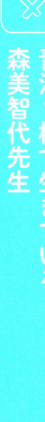

船瀬　プラーナって、いわゆる「氣」……つまり、宇宙エネルギーですね。「スターウォーズ」の「フォース」がそうだ。

小林　森美智代先生というのは私のスピリチュアルシスターで、青汁1杯で二十何年、私より元気で生きていらっしゃる人ですが、有名になると命が危ないんですね。彼女も相当いじめられたみたいです。甲田光雄先生が「うちの姫は、世界の人に少食を勧めていく大事な使命があるから、君が守りなさい。君はアメリカ人だし、自由人だし、何でも言える立場で、しがらみがないし」と。

ほんとにしがらみがないんですよ。この間、森先生が「先生、ちょっと胃がむかむかして調子が悪くて困ったんですけど」と言ったら、ピーンと甲田先生が入って、「食べ過ぎだと思う」と(笑)。青汁1杯が食べ過ぎだって。しようがないから、森先生に「先生、食べ過ぎだと思いますから、半分に減らしたらいかがですか」と(笑)。1日青汁1杯の人に、食べ過ぎなんて言う人は私くらいでしょうね。

船瀬　それで食べ過ぎとは驚いたね。

小林　森先生もきょとんとしていましたけど、後日お話をうかがいましたら、「調子がいいです」と言っていましたね。

船瀬　あの世にいらっしゃる甲田光雄先生とケン先生の〝対話〟がすごいんですよ。

小林　甲田光雄先生というのは、少食健康法では「ドクター甲田」といって世界ではものすごく有名な方です。その甲田先生の一番弟子が森美智代先生です。森先生は、小脳変性症という、難病というより、5年以内に必ず死ぬと言われた病気を断食で克服なさった。甲田先生はもうお亡くなりになっているんですが、そのお亡くなりになっている先生が試していらっしゃる。すごいよね。

船瀬先生の関連で、酒井さんという女性のセクレタリーが「青汁1杯で生きている森先生に興味がありますか」と言われたんだけど、私は3年も食べないでいた人だから、「まあね」と言って、興味がないと言ったらうそですけど、忙しいからそういうのにかかわれなかった。

その後に機会があって会うことになって、喫茶店で待ち合わせをしたんですよ。

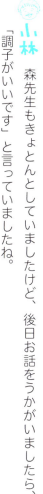

青汁1杯だから、普通はガリガリだと思うでしょう。行ったら、ガリガリの女性がいない。ふっくらした女性が1人いたんです。私が「まさか」と思ったら、僕のところに寄ってきて「小林先生ですか」と言うから、「そうです」と言ってから、「エーッ」と言っちゃったの。そうしたら「私が太っているからでしょう」と（笑）。

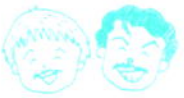

船瀬　森美智代さんは、ふっくらしているからね（笑）。

小林　森先生は腎臓がデリケートな人なんですね。水分代謝に時間がかかり、少し余分な水が体にとどまり過ぎるのでしょうね。先生にはまだ言っていないんだけど、いろいろなお薬をお飲みになっているから、あれを減らすともっといいので、今度言おうと思っていますけどね。青汁1杯で十分ですよ。彼女は仙人ですから。

空気を食べたら、おカネもかからないし、一番いいですよ（笑）。

ただ皆さんが知らないだけで。空気の中に納豆菌も入っているし、ビタミンEもDもみんな入っています。それを言うとビタミン会社が商売にならないから、

〝ジイ〜〟（笑）。

5 amazing medicine

ケン・コバヤシは5回死んだ!?

船瀬　先生は亡くなった甲田先生と対話ができるというので、僕は2年前、ニューヨークのマンハッタンの先生のご自宅の地下室に1週間下宿させていただいたことがあります。あそこはいいところだったね。

僕も1日1食だから、「船瀬さん、おはようございます。はい、きょうの朝ごはん」と言って、梅干し1個なんだよね（笑）。それでもありがたい。

僕が寝ていて、夜中にトイレにちょっと起きて、もう1回寝ようかと思ったら、2階にいた健先生が「あ、そう。なるほど」とか言って、えらく楽しそうにしゃべっている。夜中の4時に来客というのは先生もお忙しいなと思って、朝7時ぐらいに起きて「おはようございます」と言ったら、「船瀬さん、きのうは甲田先

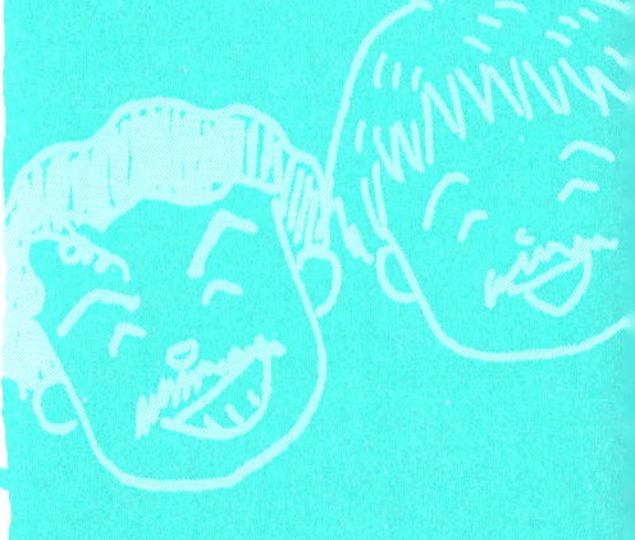

生がお見えになったから、きょうは明け方まで起きてたんだよ」とおっしゃるわけ（笑）。あっちからこっちに来たんだよ。「甲田先生は、きのうは茶色っぽい上着を着てた」なんてね。

先生の臨死体験は5回ぐらいですか。天国に行ったりこっちに来たり、行ったり来たりなさると、亡くなった方との対話能力がどうもできるみたい。

皆さんは「あの世」と言うでしょう。私が最近思うのは、パラレルワールドというんですか、多次元。宇宙には次元が幾つもあるみたい。亡くなると、向こうの次元に魂とかエネルギー一式が行って、時々戻ってきたりするらしい。面白いねえ。

小林　皆さんは「三途の川を渡る」とかおっしゃるでしょう。説明するためにただそういうふうに言っているだけで、ああいうのはないんですよ。
スピリチュアルな人はチャンティング（詠唱）をしているんですね。それは自分の変身にチャンネルしているんですよ。私の場合、チャンネルできないので向こうから入ってくる。

一度死ぬと、脳波はゼロになりますでしょう。私は5回もやっているので（笑）、脳波がゼロからマイナスになるみたいで、亡くなった方は非常にハッピーで私に入りやすいようですね。

船瀬　先生が最初に死んだのはいつですか（笑）。

小林　7歳のときです。

船瀬　たしか、溺れた？

小林　新潟の山奥に東京の電気を起こしているダムがあるんですよ。ダムの電気のメーターが上がっていると東京の電車が混んでいると、エンジニアの人が言ってましたよ。少ないときは混んでない。

船瀬　つまり水力発電用のダム湖ですね。

小林　私達ガキどもは一緒に泳いでいたんですけど、子どものころはいじめられていたので、忍耐力がついていて、水の中でも結構長く入れるんです。「健、これ何だ」、「ため池だ」、バチャーンと肥《こえ》だめに落とされたりね。あれは栄養があるからいいかなぐらいに思っていましたけど。それから、氷が張っている川にドーンと入れられて、出てこられないのを見ているんですよ。

船瀬 こりゃ、ひどいイジメだ。よう耐えたね。

小林 子どもって悪いよね。ほんとに悪い。悪気がないので悪いんだから、どうにもならない。

船瀬 子どもは無邪気に悪いんだよ。それで24時間ぐらい水の中に……。

小林 23時間、池の中にいました。

船瀬 ええ……。ほら、死んどるわ。心肺停止。

小林 全然ダメですね。完全に死んでいました。うちの父も私も見てますけど、人間は死んでしばらくすると、胸の間にポワッと青い光が出て、その青い光がずっと体中に回るんです。

船瀬 魂だね。魂のエネルギーが、体から出て、異次元（あの世）に行くまえに、肉体にお別れしているんだね。

小林 顔さん、ありがとう。胸、ありがとう。おなか、ありがとう。ヒップ、ありがとうと回ってパチンと消えると、真っ白になっちゃうんです。

船瀬　それは本当に死んだということですか。じゃ、霊が次の次元に移っていく。

小林　そういうことです。死というのは怖くないですよ。お勧めはしませんけど、気持ちいい（笑）。どうしようかじゃなくて、あっ、と一瞬思う。それは怖さじゃない。ただ思うだけ。それからはほんとにカンファタブル（快適）。

船瀬　先生、水の底で溺れたとき、あれっと思った？　苦しくなかった？

小林　思っただけ。あとはほんとに、ふわっ、ふわっと浮いているようで気持ちがいい。だからお勧めしたいんですけど、戻れないと困っちゃうので、検討してからやってみてください（笑）。

船瀬　映画俳優の丹波哲郎さんが言ってたね、「死ぬことほど気持ちのいいことはないんだ」（笑）。
最高に気持ちいいと。

小林　そうだと思いますよ。どっちみち皆さんは毎晩死んでるわけですよ。

船瀬　寝るのがそうか。

小林　ほとんど死んでるように眠っている。皆さんの内臓がほとんど眠っちゃっ

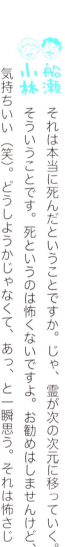

ているときに、実は心臓も80％は休んでいる。だから、言ってみれば起きた日が誕生日なんですよ。「私は8月11日が誕生日」なんておっしゃっているでしょう。それは自分でそう思いたいだけ、生まれた日を記念にしているだけであって、誕生日ではないんですね。ほんとの誕生日は、朝起きたときなんです。そのときにどう思うかです。朝起きたときに「ああ、朝か」と思ったら、その日は余りよくないですね。私の場合、朝、「ワオッ、ハッピーバースデー」と思って起きる。そういうのが大事なんです。そうすると、皆様の素粒子のもとの素生がスイッチオンするんです。それをするかしないかで霊がついちゃうんです。動物霊なら何とか簡単に出せますが人霊は手強いですね。

船瀬　そうか！　一日を一生と考え、朝の目覚めを〝誕生〟と考えればいいんだね。

amazing medicine

6 病気の85％は霊のしわざ

小林　霊というのは、生まれたときはないんです。生まれるときにお母さんの産道を通りながら、ミリオンというウイルスとかをもらうわけですよ。そういうシステムだからしようがないですね。おなかを切って出しても同じです。その後に産婆さんが抱っこしてお湯に入れてくれて、何だかんだと7〜8人がさわってくれて、ミリオンズというウイルスとかそういうのがつくわけですよ。

　そのときもまだ純粋で、いわゆるカルマというのはないそうです。これは天の舩井幸雄先生から聞いた情報ですから間違いないですよ。寝かされて、お母さんと娘さんとみんなでワイワイ話しているときに何を考えるか。そこで霊がつきます。そのときに「あんなにちやほやしてくれたのに、あ、僕、1人だ」と思うと、

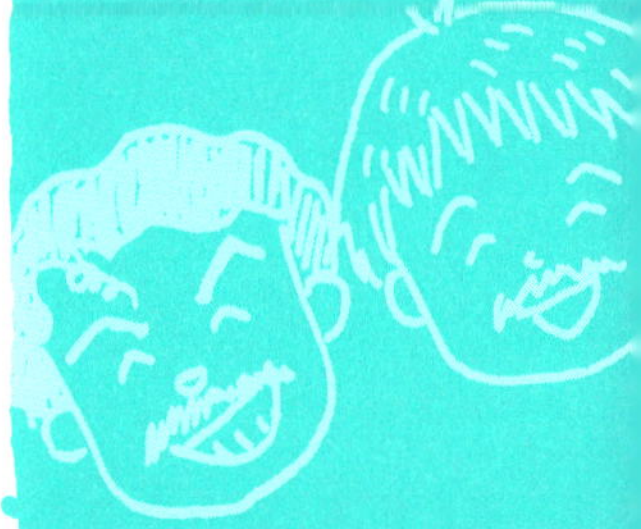

ミリオンの霊がいますから、シャッと入っちゃうみたいです。

船瀬　つまり霊というのは、一種の〝波動エネルギー〟なんだね。それも、いいのとか悪いのがあるわけですか。

小林　そういうことです。霊ということでは同じなんだけど、霊というのはあなたのマイナス面に働くわけです。例えばこの間、霊をいっぱい持っている女性を車に乗せて日本のものを買いに行ったとき、向こうが真っ暗だった。そうしたら彼女が「先生、向こうが真っ暗で気持ち悪いわ」と言ったので、「オー、ノー」と思ったんだけど、しようがなく行きました。

買い物が済んで「帰ろう。でも、ガソリンがない」と言うのでガソリンスタンドに寄ってガソリンを入れました。車が動かない。僕が「どうなってるんだ」と言ったら、彼女に憑いている人霊から「だって、彼女が行きたくないと言うんだから、車を走れなくするのが一番いいんじゃないですか」と言うから、「僕は違うよ」。「でも、あなたは一緒にいるんだから、同じ気持ちになる必要があるんじゃないですか」ということを言われるんですよ。結局車はウンともスンとも言わなくなって、レッカー車や修理代で、その車を直すのに4000ドルもかかっちゃった。

船瀬 よく気乗りがしない、とか、気味が悪い、というのは、悪い波動（霊）とリンクしてるんだね。

小林 霊というのは、ご自分のネガティブ、マイナスで働くわけです。例えば、皆様が「きょうは学校に行きたくないな」と言うと、急に電車に飛び込み自殺があって行けなくなったり、大雨で停電になって行けなくなったり。日本では正式な翻訳で出ていませんけれども、実際のWHOの文書には「ほんとの健康は霊がないことが必要だ、霊に注意しなさい」と書いてあります。実は霊が85％の病気をつくっています。

船瀬 よく「輪廻転生」とか言うけど、そんなことはないだろうと思っていたら、最近は、生まれたときに習ったことのない言葉をしゃべったりする子どもが何人もいたり、前世の記憶を語る子がいるんだって。だから、科学者たちは今そのことを本気で研究していますね。あと「祈り」とか。最新の心理学、医学、科学は、今までの迷信、スピリッツ、霊、生まれ変わりというのを研究していますよね。最先端です。

あと素粒子。これがどうも超能力の原点みたいね。クォークは地球を一瞬で突き抜けますから、地球の裏側とここは全く同じで、距離は関係ない。最先端の量子力学と昔から言われているスピリチュアルな現象は、見事に重なっているようです。先生はそれを実現なさっているんだよね。

小林　そうですよ。学校とか大臣とか科学者がみんな、総意で決まっているとおっしゃいますけど、総意じゃないんですよね。ある2、3人のおカネ持ちが自分の利益のためにおカネを払って人を集めて決めたのを「総意」と言っているだけで、実際は皆様の常識が85％コントロールされている。

船瀬　「あたりまえ」と思い、信じこんでいる常識も、実はつくられているんだよね。教育も、新聞も、テレビも支配されているから。

小林　そういうことですね。

船瀬　誰がつくっているかというと、先生は遠慮して言わないけど、地球を支配している〝闇の勢力〟ロックフェラーとかロスチャイルドとか、この方々なんだよ。

小林　でも、彼らは彼らの考え方で、間違っていると言えないそうなんですよ。

船瀬　悪《ワル》のど真ん中にいる人たちは、かえって言っちゃ危ないよね。

小林　だって、イタチにおならするなんて言えないでしょう。彼らにとって防御の手段ですから、彼らはそれしかできないわけだから。

船瀬　彼らもかわいそうだよね。今スマホで、デイビッド・ロックフェラーと検索するとすごい顔が出てくるよ。耳がとんがっちゃって、こんな顔して。あれは102歳でしょう。あんな人とつき合いたくないよね。夜中に会いたくない。あれはすごい顔。気の毒だね。あれは悪魔に魂を乗っ取られた顔だよ。怖いよね。かわいそうだね。おカネがあっても関係ない。

小林　はっきり言うと、ほんとの医学を知りたかったら、少しずつ船瀬さんの本を読んだらいいと思う。全部わかる。私は、最初の1ページと最後を読んで、真ん中が要らない人なんですよ。彼の本をいつもいただくので、最初と後ろを読んで、ああそうなんだと感動してます（笑）。

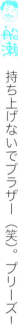

船瀬　つながっているから。

小林　船瀬さんの本を読んでごらんなさい。実は医者に行く必要は全くない。手術も要らない。それを確認したかったら、私は医者の経験で聞いてきたらいいですよ。答えますから。この人、私のブラザーはほんとに偉いと思う。

船瀬　持ち上げないでブラザー（笑）。プリーズ！

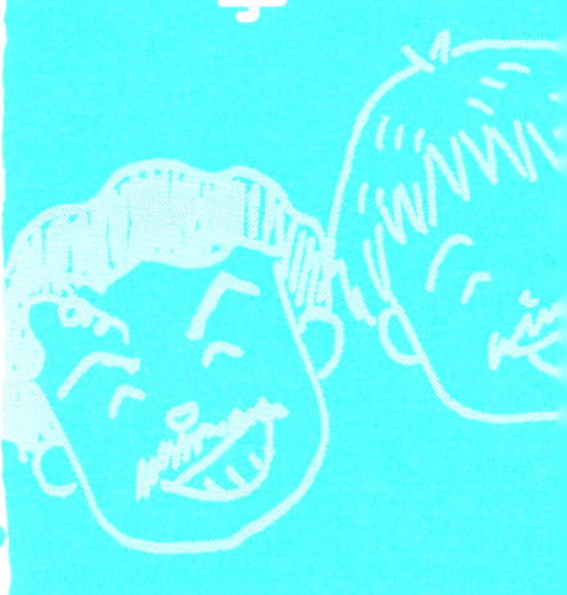

小林　勝新太郎の歌なんて聞いたら、離れたくなくなっちゃう。

船瀬　先生は演歌のカラオケがすごいのよ。アメリカに40年もいるとは思えない。

小林　内山田洋とクールファイブ「長崎は今日も雨だった」。

船瀬　すごいチャーミング。先生がすばらしいなと思うのは、「人生は一瞬一瞬を楽しみなさい」ということなんですよ。苦しんでいると、どんどん苦しみの霊が寄ってきちゃうんじゃないの。

小林　そうです。過去と現在と将来というのは、100億分の1秒で変わっているんです。ただ、我々の記憶力は非常に古くてのんびりしているから残像のように憶えているだけです。だって、人間の身体は約60兆個の細胞から出来ているので、私達の身体はつぶつぶが集まった状態なんです。そして細胞間にはすき間があります。ですので、もしゴジラのような怪獣が私達を吹き飛ばしたら、細胞がバラバラになって空中に飛び散ってしまうわけです。

細胞が活性するのは25歳がピークで、その5倍生きられるから、125歳まで生きられるんです。うちのお母さんが言っていましたけど、「健君、125まで

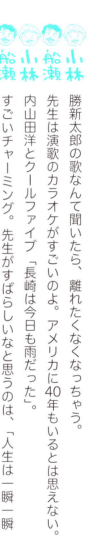

生きても、しょせんは手のひらに乗るぐらいでしかないよ。人生は美しいけどとても短いものなのよ。無理なことや、嫌なことはしないように」ということで私は育っていったんですよ。私はいじめられるし、おカネもないし、有名じゃないけれども、好きなことができるから幸せですね。

船瀬　だって先生のお顔も、お声も少年そのものだもの！　輝やいている。ボクのお手本だ。

小林　日本は安全でいい国だと思うんですけれども、皆さんも自分のしたいことをしたらいい。

　しがらみに引っ張られたり、私は奥さんだからごはんをつくらなきゃとか、それはダメですよ。都合の悪いときは、「あなた、すいません。きょうは私の休日だから、外で餃子でも食べてきたら」と言ったらいいですよ。「おう、そうか。おまえのごはんが食べたいんだけど」と言っても、あのレストランに寄ってみようとか、内心うれしいんですよね（笑）。人間というのは意外と縛られているんです。そうだよね。

船瀬　そうです。ああしなくちゃ、こうしなくちゃと、自分で自分の心を縛っている人もいるから、解き放つことが大事です。

amazing medicine

8 上空800メートルから海面に激突

船瀬　先生がこれだけおおらかなのは、あっちを見てきているからですよ。先生がそのことを飛行機の中でしゃべっていたら、前にいるハリウッドのプロデューサーが聞き耳を立てていて、今の話をハリウッドで映画化させてくれと言われたぐらいなんです。ハタチのときのパラシュート、これがすごいのよ。

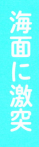

小林　800メートルから飛びおりたら、絶対に生きられない。

船瀬　そのいきさつをお願いします。

小林　あれは、私の友人が病気になっちゃって、みんなでカンパすることになってておカネを集めたの。うちは父に言えばおカネはもらえたんだけど、ハタチにもなってそれはできないので、一番おカネのもらえるのは何かなということで新聞

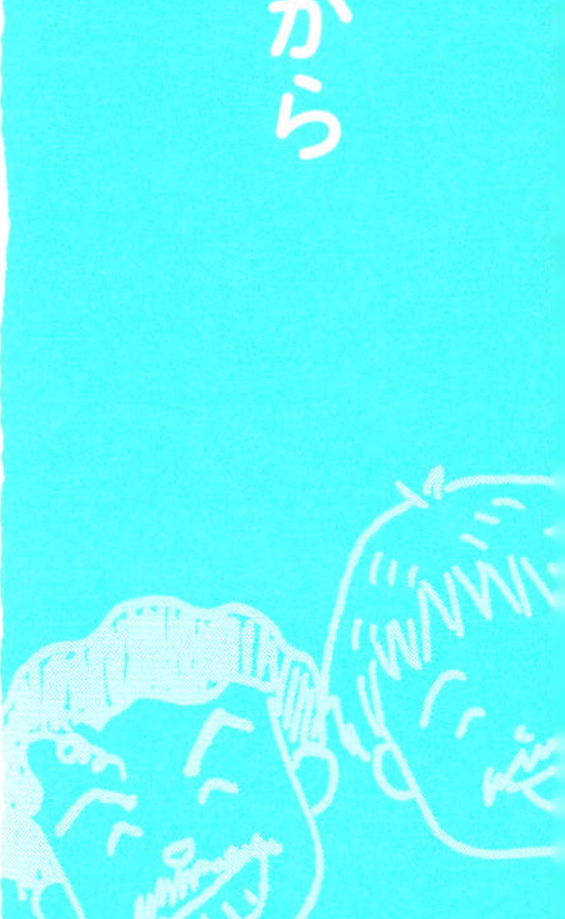

とかを検索していたら、千葉で素人にパラシュートで飛びおりさせて研究するようなことがあって、それに乗っかっちゃいました。

船瀬　一種の実験みたいなものですね。

小林　そうですね。実験ですよね。50年近くたった後ですが、それを調べようと思ったんですけど、何の記録も見つかりませんでした。

船瀬　たくさんおカネをくれるわけだ。

小林　話には残っていましたが、でも一切抹殺されていますね。

私のことは全部抹殺されています。大学に関しても「あと150万円払わないと、あなたが入学したことも、500万円寄付してくれたことも、全部帳消しになります」と言われた。僕は学校の卒業証書とかあまり関係ない人だから、「じゃ、幾ら送ればいいんですか」と言ったら、「トータルで125万円です」と言う。それだったら寄附したほうがいいから「要りません」と言って、それから30年後になってしまいましたが、大学に行ってみたら記録に私が存在していないんです。

ある医師会で、ある大先生が奥さんを紹介するとき、「ここにいるのは私の愚妻です」と言ったんです。私はカーッときました。愛している愛していないは関係なく、大事な奥さんを人の前で愚妻なんて許されないですよ。昔はそんなものなんです。女性にかなわないくせに、女性を大切にしていない（笑）。女性にかなうわけないのに、ああいうことを言うんですね。

船瀬　日本語って変ですよ。「愚妻」に「豚児」、豚の子。何なの、これ。

小林　うちの豚ちゃんはトンペイちゃんというんだけど、すごいすてきですよ。今、ガールフレンド募集中だから、うちのトンペイちゃんの部屋に入ると狙われるよ（笑）。女性が好きみたいでね。

船瀬　パラシュートの話に戻りましょう。

小林　結局何人か飛びおりて、私が最後です。

船瀬　このパラシュートは大丈夫か？　聞いたんですね。

小林　私は念のために「もしこれが開かなかったら」と聞いたんです。これは有名なメーカーのものだから、人類史上失敗はあり得ないし大丈夫だから飛びなさいと言われた。「もし開かなかったらどうしたらいいの」と言ったら、サイドにあるセカンドパラシュートが開くからノープロブレムというわけです。さらに「それが開かなかったらどうしたらいいか」と言ったら、「死にゃいいんだよ」と言われた。エーッと思ってね。回転して飛んだら、普通は、バーンとすごいショックになるんですが、ない。

船瀬　そのときは空中でしょう。

小林　そう。そして僕は1000度ぐらいの熱いおしっこをしたのを覚えてますよ。

船瀬　わかる。恐怖でね。落ちながら。

小林　3秒以内にもう1つ抜かなきゃいけない。抜いた！　ひもが見えた。ありゃ開かない（笑）。ということは、はい、それまでよ。それでもう何も覚えていない。真っ逆さま。

船瀬　800メートルから海面にたたきつけられたんだよ。

小林　絶対ダメですね。ある大学の研究室が、生き物を地上800メートルから落としたら、チョーバラバラになったそうです。生き物には可哀想な実験ですけどね。大学の先生の研究所でやったんだけど、私の研究のために無理してくれてごめんねと、ちゃんとお墓をつくってあげた。お魚とか、いろいろやったんですよ。全部ダメ。

船瀬　コンクリートにたたきつけられたのと同じ衝撃があるんですね。

小林　そうなんですよ。だから生きていることがおかしいんですよ。

船瀬　だけど今しゃべってるもん（笑）。

小林　船井先生とそんな話をしたら、「小林君、何言ってるんだよ。そんなのは常識でしょう」と言うんですね。「へえ、どうしてですか」と言ったら、「君の細胞は集まっているだけで、別に形になっていないんだよ。ポツポツが集まっているだけだから、そのショックでただ花が飛ぶように飛んだだけだよ。戻るときに、100億分の1秒の勢いでもとに戻っただけだ。それは医学で説明できるようなものじゃないんだ」と。

ほんとの医学から考えると、見えない、聞こえない、あり得ないというものが、実は世の中をコントロールしているそうです。「それだけのことだよ。深く考えるな」と言われた。

船瀬 それでも奇跡だね。お父様が治されたんですか。

小林 ノー。ワンミリオンをもらって体を捨てるということだけど、うちの父は「ノー、おカネなんかどうでもいいから息子の体が欲しい」ということで私は助かっているんです。

船瀬 要するに「100万円払うから、なかったことにしてくれ」

小林 そういうことですね。7歳のときは500人ぐらい、そのときは何千人という人が私の死体に向かってお祈りしてくれたみたいで、私は子どものころからそうなんだけど、そこに私の体はあるんだけど、私はこっちに来て冷静に見ているんですよ。

船瀬 幽体離脱……。

小林 みんなが私に「生き返れ」と、ハーとかフーとかやっているわけですよ。私は、「それは僕じゃない。僕はここにいる」と。おじさんやおばさんたちが集まって私が生き返るのを祈って手に触れたりしているんだけど、死体の私は何も感じないみたいですね。

船瀬 今、この場という感じで、はっきり見えるみたいね。

小林 はっきり見えます。それから、今までの記憶が全部戻ります。7歳で亡くなったときに、私が生まれるとき、産婆さんが「大先生（私の父）、お湯を持ってきて」と言ったら、あれだけ厳格な父がわなわなして、お湯をこぼしながら来た、カッコ悪いのを私は見たんですよ。

船瀬 それは幽体として見ている？

小林 そうそう。何だ、うちの父は酔っぱらっていたのかなと思って、産婆さんにあとで聞いたんですよ。「そうなのよね。あなたのお父さまは厳格な人なんだけど、あのときは本当にだらしなかった」。人間って、そうなんですよ。

船瀬 先生はそのときにちょっとトリップしたんでしょう。どこに行っちゃったの。

小林 どこでも行けます。最初は真っ暗で、ヒュッという感じです。次の世界も暗くなって、その次に、ジョジョジョジョ、ワッと明るくなるんですよ。それは完全に銀河系です。私が後でみなさんに道具（テラヘルツの波動のライト）を使ってやりますけど、ピャピャピャピャとミリオンの星が見えるんですよ。そうやってしばらくして、あれ、どうしたかなと思ったら、浮いていて地球が見えたり。ずっといろいろなものが見えましたね。

船瀬　そのときは、足があるとかないとか、考えつかなかったです。

小林　普通、幽霊は自分の足を見るよね。

船瀬　靴を履いてないのはわかっていました。それから、全体的に少し霧の摩周湖という感じで、見えるけれどもクリアじゃないですね。

小林　ぼんやりしているわけですね。神様みたいな人に会ったんでしょう。

船瀬　いろんな人に会いました。ミリオンという人がちょっと顔を低めにして歩いているんです。ゴッド、ゴッドと呼ばれる、ちょっと痩せているモナリザさんのような人がいて、僕は7歳だから、「皆さん、ゴッド、ゴッドと言うけど、あんたはゴッドじゃないよ。ゴッドは男だから」と言った（笑）。そしたらあの方が「君は子どもだから。ゴッドというのは愛とパワーとビリーブなんだ。それをしっかり持っている人がゴッドと慕われるだけであって、ゴッド云々というのはみんな同じなんだ」と言うんですよ。

それで「君はまだ早いから帰りなさい」と言われた。天国は上で、地獄は下だと思っているから、「じゃ、どちらの階段をおりていったらいいんですか」と言ったら、「同じ所に住んでいて、私たちはあなたが見えているけど、あなたたちは私たちが見えていないんだ。あなたはここに来たけど、早過ぎるから帰りなさい」。それでうろうろしていたんです。普通だったら、食べ物をとると、とっちゃいけないとピチンと手をたたかれますよね。天はそうじゃなくて、食べ物というか空気みたいなのがあって、とろうと思うと、「もっとどうぞ」という感じでしたね。

家はないし、林もないし、何もない平原で、皆さんが歩いている。不幸はないけど、幸福もない、just a peace という感じでしたね。1回、2回だったら信用しないけど、これを5回やりましたから、多分間違いないと思う。

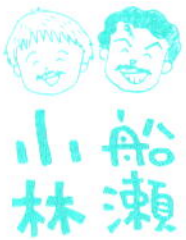

天国への5往復回数券をもらった（笑）。

学割がないのかなと思いますけど（笑）。

amazing medicine

9 相性は波長で決まる

船瀬　先生は、ハタチのとき、向こうでえらい美少女に会ったと言っていたじゃない。

小林　これはちょっと恥ずかしい話。ハタチになると、私だって色気がありますよね。歩いているときにすてきな人を見たわけですよ。ほんとにすてきな人でね。

船瀬　天国で初恋をした。

小林　「すてきですね」と言ったら、シャイでもないんだけど、ニコニコする感じでもなくて。ハタチですから勇気がありますから、ちょっとハグしちゃおうかなと思って。

船瀬　おお、イケイケ（笑）。

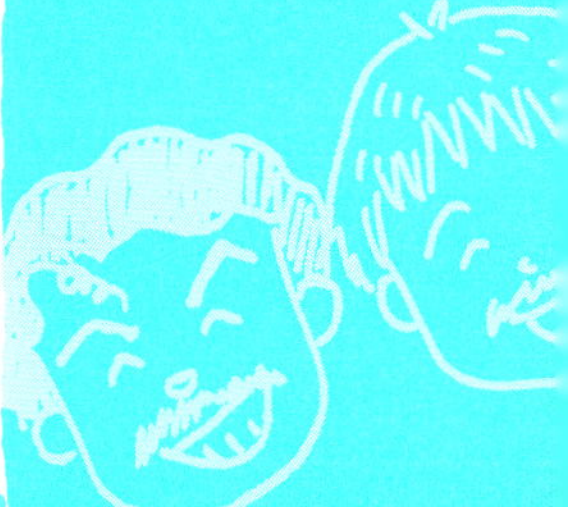

小林　私は国際的な環境で育ったから、キスなんかも得意だし。

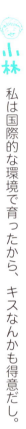

船瀬　ウーン……うらやましいわ。

小林　私のキスを受けたら失神する（笑）、そういう感じで自信があったんです。その美しい女性のところに行ったら、みんなに見られるから木陰に行こうと言っても、木もないから木陰がないわけですよ。しょうがないから反対を向いて、「じゃ、裸になろうか」なんて言い方をしたんです。

船瀬　いいね、いいね。いい流れだね、これ。

小林　ハタチだからしようがないよね。

船瀬　もっと詳しく（笑）。

小林　そうしたら、「そういうのは要らない」と言われて、「どうするの」と言ったら、ハグしようかということで、ハグしたらイッちゃうような感じでしたね。日本酒を100本ぐらい飲んで、目の前に仏様がいて、ガールフレンドがいて、チョー気持ちいい。彼女も感じたような感じでしたけどね。でも、天国は勧めません。何もおもしろいことはないんですよ。

船瀬 あまりに平和すぎるんだね……。

小林 地獄もないそうです。私たちが子どものころは、おなかがすくから、みんなで柿泥棒とかスイカ泥棒をやるわけですよ。そしたらおじさんが「このやろう」と追っかけてくる。だから私は逃げるのがすごい速いんです。小学校のときなんか、100メートル、200メートル競走するでしょう。いつも1位。3年生を追い抜かしちゃう。簡単な理由。父が「速く走りたかったらライオンに追っかけられたと思いなさい」（笑）。おじちゃんにいつも追いかけられてなれていますから、ほんとに速く走れる。それは大切ですよ。

父は言わなかったけど、周りの人が「地獄に行くよ」と言うくらい、私は天才に近い泥棒。

船瀬 スイカとか柿を盗むから。

小林 柿を見ると、これは渋だから、こっちにしてと、甘いのがわかっちゃうんですよ。波長が違うから。スイカも確実に当たりますよ。

船瀬 八百屋をやっても成功したね（笑）。

小林　そうそう。「へい、いらっしゃい。これはきゅうりだよ～」とか言うと人気者でした。その辺では子どもたちに愛されたんですよ。

船瀬　ハタチでハグはしても、結局ふわっとしているから、こっちに戻ったんでしょう。霊が現実世界に戻ったとき、どうだった？

小林　ほんとに一瞬で戻るんですよ。助走がないので、パッと戻る。５回ともそうなんだけど、うちのお母さんが「健ちゃん、ハタチの誕生パーティーをやるのに何で来なかったの。あなたの好きなすき焼きよ。食べちゃうよ」と言ったので、「ノー！」と言って、アーッと起きた。ほんとに低能に近いんですけど、「すき焼き」という波長でしょうね。

　皆さんが異性を好きになるのは波長なんですよ。具体的に言うと、男性で、この彼女は鼻がすらっとしているとか、胸が小さくていいとか、あるんですよ。

船瀬　そっちが好み？（笑）

小林　そういう波長なんです。女性が男性を好きになるのも、キリッとしているとか、しっかり歩いているとか、何かそういう波長を見ているんですね。

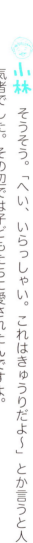

船瀬　バイブレーションに共鳴するんだね。

小林　実はその中に自分を見ているんです。自分が昔考えていたとか、お父さんが言っていたとか、そういう波長があるから、会うと、その人の中に波長が入っているんですね。自分のその波長を相手の中に見つけるわけです。それで気に入っちゃうわけです。

船瀬　波長が合うと気持ちいいもんね。

小林　そういうことですね。恥ずかしいんですけど、「すき焼き」で目が覚めた。お母さんに「私のすき焼きを食べるって、ひどいじゃないの」と言ったら、「そんなこと言ってない」って。

amazing medicine

10 全ての物事はコントロールされている

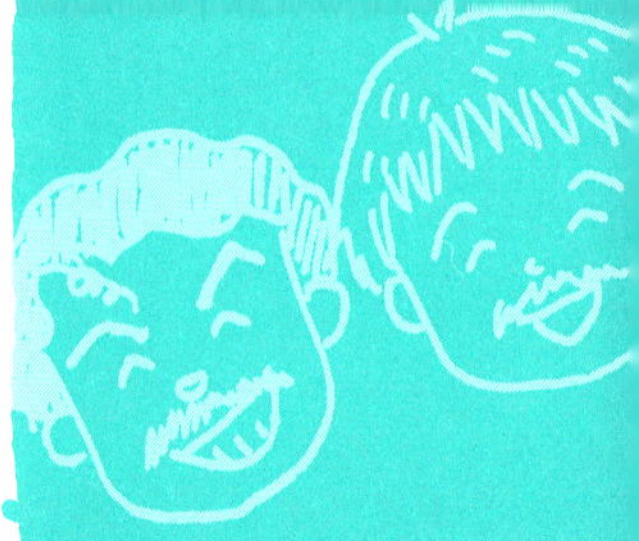

船瀬 先生が蘇生したとき、周りがみんなびっくり仰天したでしょう。

小林 びっくり仰天、大騒ぎですよ。失神した人もいます。それも100年、200年じゃなく、350年続いている大事な家の一人息子ですから。

船瀬 先生は海面にたたきつけられて、外から見ると、まるでクラゲのようにバラバラになっていて、一目でこれはアウトだと。

小林 絶対ダメですよ。

船瀬 日本の普通の医者が言ったんだってね。

小林 そう、全然ダメ。だから、ワンミリオンで死体を捨てようということだったけど、うちの父は変わっているんでしょうね。前にお話ししたその青い光が出ていなかったので、一応問い合わせをしたみたい、「死んだのかい？」って。そうすると、青い光がシュッと出て、体をなでて消えなかったそうです。要するにバック・インしたようです。

船瀬 霊がまだ体から出てなかったんだ。

小林 体を捨ててなかった。私って、意外と、なくさない人なんですよ（笑）。落としても必ず見つかる。体は全然ダメだったんだけど、心の中で未練があったんじゃないですかね。だから生き返ったんじゃないか。

それを証明できるものがあるんです。エンパイア・ステート・ビルディングからある方が飛びおりたんです。それから数分後に、どうしてそれを見るチャンスがあるのか、私が行くんですよ。普通なら髪の毛とか骨とかありそうでしょう。だけど、あれだけのプレッシャーで細胞が散ったんでしょう。私が海に落ちて散ったように散ったんだと思います。水だけでしたね。

船瀬 一回素粒子になって、もう1回シュッと戻るのかな。

小林 そういうことですね。だから、それがないとは言えないんですよ。皆様は与えられた情報で元気で生きていらっしゃるけど、世の中はつくられているんですよ。

船瀬　「情報」、「常識」というのはね。けっきょく、どこか作られ操作されている。「科学」もそうだな。

小林　例えば、ここに先生の本がありますけど、これをボンと落とすと、当然速く落ちるよね。1万円札はヒラヒラヒラと落ちる。つまり重力、重さで落ちるのを皆さんは正しいと思っているでしょう。実は違うんですよ。あれは間違っている。要するに抵抗力なんですよ。本の上に1万円札を載せて落とすと、一緒に落ちます。おかしいでしょう。1万円札だけヒラヒラと落ちていいわけでしょう。しかしドカンと落ちる。ということは重力じゃない。要するに抵抗力なんです。そんなことを全部考えたら、切りがないですよ。

船瀬　「常識」というのは、実は巧妙につくられているんだね。

小林　例えば、ナイアガラの滝は世界一大きいというのはうそで、アマゾンには2つも大きな滝があるし。コロンブスさんに聞いたら、私は発見していないと言ってましたね。実は発見した人がちゃんといるんです。それから、電話を発明した人、電気をつくった人、全部違う人なんですよ。発明は「この人にしよう」と決めただけのことです。または権力にまかせ結果的に奪いとるわけです。

船瀬　そうそう！　電球を発明したのはエジソンじゃない別の人。電話を考えた人もラジオを発明したのも別人だ！　けっきょく発明を盗られちゃった。そうして〝偉人は〟ねつ造されていく。

小林　皆さん、よく考えてください。首相が「こういうふうにやっていきたいと思います」と、自分が言ったように思うけど、とんでもない。日本をコントロールしている大国のトップが言っているだけのことで、よく考えると、ほんとに大変です。だから皆さんは偉いなと思います。私は一切それはダメですから。学校で「ミルクを飲みなさい」と。でも、ミルクの波長じゃないんですよ。変だなと思って分析したら、子どもたちが飲んでいるミルクには45グラムのお砂糖が入っているんですよ。

皆さんは全部コントロールされているんですよ。それを伝えるのが私の役目です。例えば、皆さんが8月10日に生まれたというレコードがあるでしょう。我々はそれを信じるよね。でも、そうじゃない人がいっぱいいるんです。DNA（遺伝子）は同じですが、胸と頭と手が違う人がいっぱいいるんです。みんなコントロールされている。権力とお金があれば書き換えることができます。

ただ、いいコントロールされている人はいいですよ。よく考えると、医学も政治も経済も、歴史のことまで85％コントロールされています。私は、それを伝えるために何度死んでも生き返っているんだと思います。皆さんに真実を伝えていくのはなかなかきついですよ。でも、こういう会合で言うのはいいと思いますね。

私がテレビで言ったら命取りでしょうね。

船瀬　先生はメディアにできるだけ出ないようにしているんです。ぼくも命を狙われたらしいから、少し気をつけている……。

amazing medicine

11 マークされているケン・コバヤシ

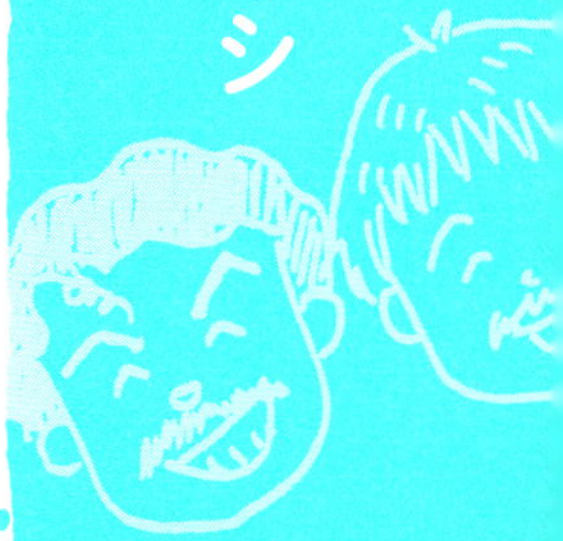

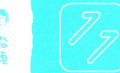

船瀬　先生がラジオでしゃべったときの話をお願いします。車が爆破された危機一髪の話……。

小林　これは言うつもりなかったんだけど、船瀬先生がおっしゃったので、日本の本だし、まあいいかと思って言ったら、今、大変なことになっています。

　ロサンゼルスで、あるラジオ局の生放送に呼ばれてしゃべっていたんですよ。100人ぐらいから何人かピックアップして電話で話すんですけど、ある男性が、前立腺のことで「What can I do?」と入ったんですよ。私は一瞬にしてわかりますから、「私は腎臓に問題があるからだよ、腎臓が前立腺をコントロールしているからね」と答えたら、彼は「オーマイガー！」と言って、「今医者からのレポートが手元にあって、私の腎臓には石が3つあるんです、ワオ〜！　ドクター・ケン信じられない！」と電話の向こうで叫んでいました。それから1分後にスタジオにある7台の電話がダーッと鳴り始めちゃった。

船瀬　声を聞いたたけでピタリと当てたわけですから。

小林　それで大騒動になってものすごい電話がかかって、司会の女性も「Thank you berry much. see you again.」ということで切ったんです（笑）。私はそろそろ帰ろうかなと思ってレンタカーのところに行ったけど、忘れ物をしたのでビルディングに戻ったんですよ。そうしたら私の車が爆発した。

　これを言うとさかのぼって危険なので、もしかしたら炎天下の道路の熱が高くなりエンジンが爆発したのかもわからないねと私は言っています。それから何年かたってレンタカー会社に行ったら、ケン・コバヤシは車を借りていないの。

船瀬　記録が抹殺されている。

小林　そうそう。そのときの司会の女性はいないし。すごいね。

船瀬　怖いね。

小林　私の場合は全部そうなんです。バージンゴーダ（島）で死んじゃったときも、ビニール袋に入れられて、ハイ、それまでよ！　でした。後日また行って聞いたら、「あ、そういうような話は聞いたことがあるな」。いた人の名前を聞くと、もうみんな辞めているんです。怖いよね。

船瀬　マークされているんだね。

小林　そうですね。私は日本とアメリカに行くのに、いつも飛行場で30分ぐらい質問されるんです。

船瀬　わざと厳しくチェックされる。完全にマークされている。

小林　船瀬先生と私は危ないんですって。

船瀬　「ですって」って、巻き込まないで（笑）。

小林　大きなソサエティーが、彼はほんとに日本を思ってやっているんだし、小林君はアメリカでやっていればいいものを、日本で生まれたばかりに、アメリカは日本に悪いことばかりしているのに、少なくともいいことをしようと来ているんだから、まあこれは生かしておこうということになったみたいです。ある大物にそう言われましたよ。

船瀬 入国審査のときとか。

小林 それを何回もやっているわけ。でも今回は不思議なことが起こりました。3週間の滞在なのですが、検査官いわく、「オッケー、エンジョイね。90日まで滞在できますからね」と。不思議でしょう。うちのセクレタリーに聞くとわかるけど、3週間いるのもぎりぎりだったのに、今回は90日いてもいい。何か良いことが起こっているよね。

船瀬 だけど私たち2人危なかったね（笑）。その前に気がついたけど。

小林 あまり話すと、録音されているだろうから危ないんだけど、要するにアメリカも簡単なんです（笑）。チョイスがあるんですね。諦めて消えるか、それともアメリカ人になるか、それともジェイル（刑務所）に行くか。ジェイルに行くと、ただで食べられるからいいかなと思ったら、すぐ注射を打たれておかしくなる。「それでもいいかな」と言うから、「それは嫌だ」と言った。日本に帰っても、どこに行ってもあなたのレコードがついていくから、同じ問題が起きる。

そしたらアメリカ人になったらいいよね。ローヤー（弁護士）が5000ドルから8000ドルかかると言うから、「そんなにおカネを持っていない」と言ったら、「150ドルでは」と言って、1日後、アメリカ人になった。安全ですね。だから、私はアメリカの「財産」になったんですね。

船瀬　アメリカの「エネミー」（敵）から「財産」になった。

小林　あなたがすごいハードルをバーッと跳べる人だったら、はい、アメリカン。次のオリンピックで旗が揚がるでしょう。多分あなたを買うんじゃないですか。だから私も買われた。

72 amazing medicine 水があれば原油は不要

船瀬 全ての動き、流れが変わってる感じがするね。

小林 変わりました。

船瀬 サウジアラビアが脱石油をやると、けさのニュースで言っていました。２０２０年までに石油に頼らないでやっていくと。サウジアラビアの２００兆円プロジェクトで。

小林 だって水でできるんだから。波長を変えればいいんだから。

船瀬 「流れが変わってきたな」と思うよ。話がそっちに行くけど、急激に変わり始めている。私と先生、危なかったね。全然知らなかったよ（笑）。

小林 この純粋さで助かったんでしょうね。

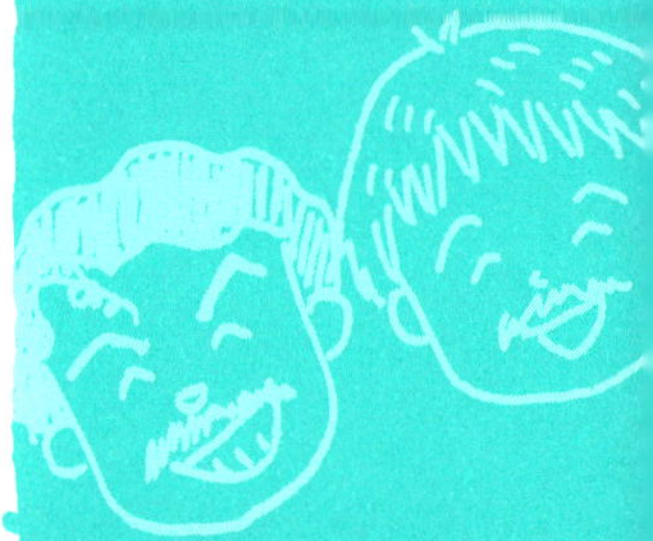

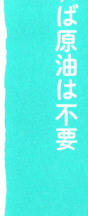

船瀬　のんきさだよ。

小林　そんなに儲けてないし。

船瀬　そうですよ。1日1食だもの（笑）。

小林　ほんとにおカネかからないよね。

船瀬　皆さん、動きを感じない？　例えばパナマ文書とか、あんなのが突然出てきたり、きょう、サウジアラビアが石油に頼らない未来をつくるとか、何か大きく変わり始めているなという感じはしない？

小林　だって、日本でコップ1杯の水で走る車ができているでしょう。

船瀬　スタンリー・マイヤーというアメリカの発明家は、水で走るエンジンをつくって、80リットルでアメリカ大陸を横断すると言って実際に走ってしまって殺されたんですよ。毒を盛られて死んじゃった。

「水が燃える、水で走るなんて言ったら殺されるよ」と、月刊『フナイ』に2回書いたけど、水が燃えるというのは正確には正しくないんです。水のH_2Oに特定周波数の磁気波動を当てると、非常に小さな力でH_2とOに分かれちゃう。だからほんとは水素を燃やすということなの。インプットするエネルギーが1で、出てくるエネルギーが10だったら、10引く1だから9のエネルギーがとれる。「石油が要らなくなる」んですよ。サウジアラビアもそれに気がついたんだね。

小林　そうだね。石油が要らなくなります。あんなのを掘る必要ないよね。だって、水はいっぱいあるんだから。

船瀬　けさのニュースですよ。サウジアラビアが脱石油の未来に備えると言っているから、彼らはもう観念したなと。「水が燃える」ということはすぐに広まるから、「石油が要らなくなる」ということを彼らはわかっているんですよ。

　あと、パナマ文書もそうだな。脱税とかああいうのはこれからは無理だと、気がつき始めているんだよ。だから、我々のほんとの時代なんじゃないのかなと思いますね。命拾い!!（笑）。済んでから気がついたよ。

小林　先生は怖くないくせに。心配ないでしょう。

船瀬　「よく生きている」と言われるけどね（笑）。

amazing medicine

13 死は怖くない

小林　『死はおそれるものではない』（イーストプレス）という本が、多分10月ぐらいに出ると思いますが、皆さんは何で死が怖いと思いますか。

船瀬　あの世がないと思っているから。

小林　ご存じないから。死の世界は全く怖くないです。死の世界は、次の新しい世界に入るということなんです。だから、しっかりと意見を持っていないと帰ってこれません。普通に死んじゃったらダメ。多分300億年ぐらい帰ってこれないでしょうね。だけど、完成した人は帰ってきます。だから、船井先生、甲田先生は帰ってきますよ。船井幸雄先生は、「小林君、帰るからね。そしたら今までの100倍働くよ」と言っています。多分、親類の誰かに生まれるんでしょうね。

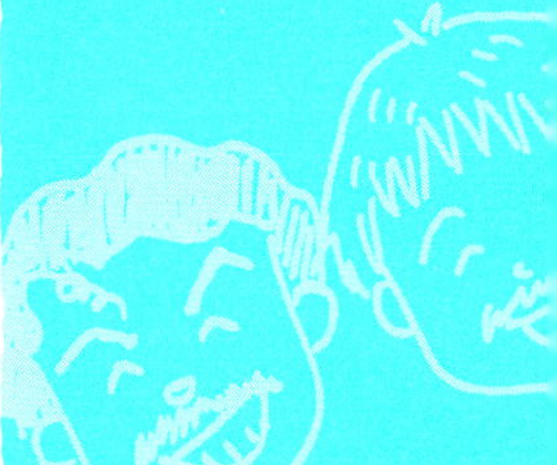

船瀬 やはり「生まれ変わり」は、あるのですね。

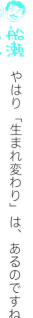

小林 要するに死の世界というのは、正直言って「無」なんです。そこから新しい世界が生まれる。だから何にも怖いことはない。それで、私は帰ってきているわけです。私が怖がっていたら多分帰ってこないと思う。つまり、過去と現在と未来は100億分の1秒で入れかわっているわけです。皆さんは今、現在と思っていらっしゃるでしょう。これは実は未来なんですよ。この間も、ある人が「先生、過去のカルマで悩んでいます。どうしたらいいでしょうか」と聞いてきたんです。その方を見たら、過去に生きようとして無理していらっしゃる。今にいるくせに、過去を引きずっているのです。だから僕が「過去と現在は入れかわるんですよ。ハイッ」と言ったら、もう入れかわっちゃって、「あっ、何もなかったみたいです」と（笑）。

病気もそうです。あると思うから病気と思って、商売になるから「はい、薬を飲みなさい」、「はい、手術しましょう」となる。手術の85％は要らないわけだから。

船瀬　病気も、心の持ち方で8割、9割消えるみたいね。さっき言った、ロックフェラーとか誰かがつくった悪意の「常識」を頭にすり込まれているんですよ。

小林　そういうことですね。

船瀬　あとチャネリングというか、先生はスティーブ・ジョブズとか、ロビン・ウィリアムズも、亡くなった後に会ったんだって。

小林　亡くなったああいう方は、すごい意志力を持っているんですね。だから、戻る前に今生きている人とコンタクトしたいみたいですね。スティーブ・ジョブズは「実はみんなが偉大な経営者とか言ってくれたけど、何も興味がない」と言っていましたね。

船瀬　すべて、やり遂げたんだ。

小林　自分がああいうものを発見したわけじゃないし、主に日本のある企業が見つけて、日本で売ったって大したことないから、そちらで買えば大きくなってあなたの儲けになりますよとか、そんなことを言ってきた。実はディール（交渉、取引）の名手なんですよ。いろんなものを考えているのは日本の人が多いんです。

一応完成したから、ちょっとピースになろうかなということで手術をしたみたいですね。手術しなかったら死ななかったんですけど、手術して自然の自分の流れを変えちゃったから。

船瀬 ジョブズは56で亡くなりましたね。

小林 鍼をやったり漢方薬を飲んだり東洋医学をやっていたから、死ぬ理由はないですよ。でも、みんなが「あなたは偉大な経営者でしょう」とかプッシュするわけです。しがらみで疲れたみたいです。

船瀬 「やることはやった」という満足感がある。

小林 超有名なコメディアンで演出家のロビン・ウィリアムズも来ました。すごく楽しい人。

船瀬 自殺だと報道されたけど、本人はやり遂げたと。

小林 完成した人です。みんなに偉大なコメディアンとか言われて、非常にサンキューと思うけど、もう疲れた、意味ない。完成したし、ピースでゆっくりしようかなという感じですね。たまたまそこにひもがあったからつっただけのことで

(笑)、何てことないんです。彼はすでに3日前から死んでいたそうです。

船瀬 へえー!? 魂は先に天国に行っていたんだね。

小林 日本の人も電車に飛び込むでしょう。その人が来るんですよ。「さぞかし痛かったでしょうね」と聞いたら、「え?」と言うんですよ。「だって、あんた、電車に飛び込んで死んだでしょう」、「あ、そうですか。私は1週間前に銀河系に上がっていたので、あれは余韻で流れていたんです」。余韻だそうです。
　もっとすごいのは、がんで「痛いよう、助けて。こんな人生嫌だ。死にたい」とか言っている人は、ほとんど死んでいるんですね。彼らの「痛い」というのと私たちの「痛い」は違うんです。要するに、何とかして皆さんと一緒にいたいがために、痛いとか、かゆいとか、だまされたとか言っているんです。私たちの言葉と彼らは全く違うんです。

船瀬 魂が先に行っていて、肉体がまだ下にいる。

小林 そういうことです。だから、目の前でわんわん泣いていても、心配することはない。子どもと同じ。子どもが「お母さんなんか大嫌いだ。こんなの食べられない」と言って、3分後にケラケラして「お母さん、どこか行こうか」と言うでしょう。あれと同じです。もちろん身近な人が亡くなると悲しいですよ。でも、亡くなって、いなくなったんじゃない、誇りを持って次の世界に旅立ったということなんです。

私たちは、失ったんじゃないんですよ。あるんです。皆さんも一生懸命努力して考えると、何となくお母さんがそばにいるでしょう。何となく亡くなったベビーちゃんがいるはずなの。ただ、体がないから、皆さんは感じないので悲しい。でもいるんです。そういうのは私は見えますのでね。亡くなった方はいつも私達のすぐ側で見てくれています。超ピースな微笑みで。

amazing medicine

74 大事なのは気づきと水

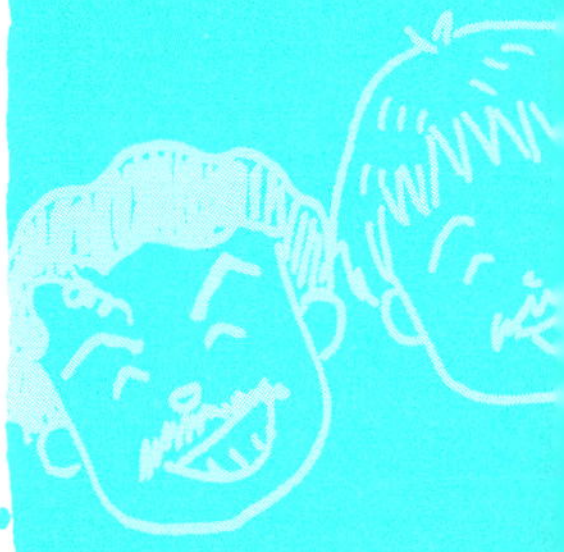

小林　きょうは、船井先生いわく、ともかく大事なことは、みんなに気づきを言わなきゃいけない。気づきというのは超能力なんです。皆さん、気づかなかったらダメなの。きょうは、時間を割いて遠くからおいでになりましたね。でも、どんな真実を見ても聞いても、気づかなかったら意味がないんです。

船瀬　気づきましょう。「知識」じゃない。「直感」なんですね。こういうところに来たら、東京大学医学部教授あたりは「何を言っとんだね!?」という感じで、目が回って浮いちゃうね（笑）。

小林　私たちのしゃべっている言葉は、皆様の耳ではなく、心に入っています。

船瀬　耳から入るのは東大医学部やな。「そういう論文がどこかにあるのかね、君イ」とか言ってね（笑）。石頭だよね。

小林　気づきです。気づくことです。

それから、いい水を飲む。例えば、竹を切ると水が出ますね。あれがあなたの素生を生かすんです。がんも生まれるけど、殺すために生まれているんじゃない。そのひずみに気づかせるために生まれているんです。気づけば、がんは消えます。そういうふうにプログラミングされていますから。そのがんの自滅作用を活性するのは水なんです。

船瀬　「波動」だね。

小林　そう、「波動」なんです。ニラを切って持ち上げると水が出ます。あれを飲んでごらんなさい。気づきます。がんは、「あ、この人はわかってるんだ。もうここにいてもしようがないな」と消えます。竹を切ると水が出ます。地面のミリオンズ、ミリオンズというウイルスとかバクテリアを通過してできた水なんです。

船瀬　だから、気のエネルギーがあるんだね。

小林　だから気づきましょう。もし船瀬先生が「コンビニの便利なものはよくないよ」と言ったら、どうして先生は言ったのかなと、ちょっと詮索すればわかります。だって、1カ月たっても腐らないんだから、あり得ないよね。
　お薬でも、「これは○○にいいから」と言うけど、大体説明書を出してくれないですよ。出したら皆さんは欲しくないから。

船瀬　怖がるもんね。

小林　抗がん剤なんか見たら、絶対欲しくないと思う。

船瀬　あれは超猛毒やね……。

小林　そういうのを全部言ってくれないんですよ。だから気づく。何でこの先生はくれたのか。何でケン・コバヤシと船瀬先生が来たのかということに気づいてほしいんです。

船瀬　抗がん剤を出すのはこれ（カネ）やな。だって、まだ高いのはあると思うけど、僕が調べた中で一番高いのは、1円玉の重さと同じ1グラムで3億3170万円なんですよ。

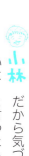

小林　やめられないよね。

船瀬　インターフェロン系のペグイントロンは、1円玉の重さで3億円以上するんだよ。そのカネはどこから出ているのといったら、僕らの健康保険料とか税金から。じゃ、どこに行くのかというと、さっき言った方々のところです（笑）。1％が99％の富を独占するに決まってるじゃない。

僕が最近のニュースで一番あきれ返っていたのは、人類の半分が所有する富よりも、62人の大金持ちのほうがたくさんおカネを持っているんだよ。彼らは過去5年間でそのおカネを44％ふやしている。人類の貧しいほうの半分36億人は財産を4割なくしているわけだ。ということは、人類の半分の貧しい連中の財産の4割はカネ持ちがかっぱらっちゃった。

ソフトバンクは純利益788億円稼いで、税金は500万しか払っていないんだからね。

小林　エーッ、ほんと？　そんなの知らない。

船瀬　ほんと。ソフトバンク、あのCMの白い犬だよ（笑）。これ覚えといて。

788億円の純利益で、500万円しか払ってない。それは税率が0・006%だから。

小林 僕のほうが割合からすると払ってる（笑）。

船瀬 去年、『できる男は超少食』（主婦の友社）という本がワーッと売れて印税が入っても、目の前を通り過ぎて税務署のほうに行っちゃう（笑）。ソフトバンクより多いらしいぞ。これからは私のことを「ソフトバンクより多く税金を払った男」と呼んでください（笑）。ひどいよね。安倍首相は、日本は法人税が高過ぎると言っているでしょう。あれは法定税率であって、実効税率は0・006%。

あとは、パナマとかケイマンのタックスヘイブン（租税回避）です。おんぼろビルにゴーストカンパニー（幽霊会社）が10万社ぐらい登記してるんだって。そういうことを知ると嫌になるね。あの方々がなさっていることは、嫌。

小林 絶対信用していいNASAの一番のオーナーは誰だと思いますか。皆さんはわかると思う。

船瀬 ロック君？　それともロスさん？

小林 違う、違う。いかにつくられた情報をもらっているかということですね。ディズニーランドが持ってるの（会場から「エーッ」という声）。じゃ、何でも楽しくやれるよね。夢を売ってくれてるよね。

船瀬 ディズニーとかハリウッドは全部、フリーメーソンの方々とかイルミナティのお偉方のアンダーコントロール（支配下）なんですよ。ですから、我々は彼らの支配の下におるわけよ。テレビも新聞も全部、シャワーのようにウソの情報を流している。そこから自分を解放しないと、体も心もおカネも不幸だよね。

小林 NASAの科学者はドリーム・サイエンティストと言いまして、「あ、無理だな」と思うと、「それじゃ、カトゥーン（ディズニーの漫画）をつくろう」と、なるわけですね。そんな情報がみんな入ってきているんです。

船瀬 「ディズニーランドは魂の植民地」と僕は呼んでいます（笑）。ミッキーマウスは可愛いけど一種の〝悪魔の使い〟なんだね。ディズニーランド大好きな人はシラけるだろうけど……。

では、ちょっとブレークタイムでございます。（拍手）

15 波動の持つすごい力

amazing medicine

船瀬　先生は、波動とお声で治していらっしゃるなという気がする。ニューヨークの治療院で1週間おつき合いさせていただいたんだけど、電話で相談があると、先生の声がすごいんだね。「オーケー、オーケー」という感じだもん。日本のお医者さんは、むすっとしているじゃない。あれでは健康な人でも病気になるよ（笑）。病院が暗いよね。階段の隅に何かがうずくまっている感じがする。

小林　実はいるんです。

船瀬　見たくないね。階段の隅とか踊り場のコーナーとかに何か、か、か、いる、な、な。あれはやっぱり亡くなった方の霊でしょう。

小林　霊もいるし、怪獣みたいなのがいっぱいいますね。

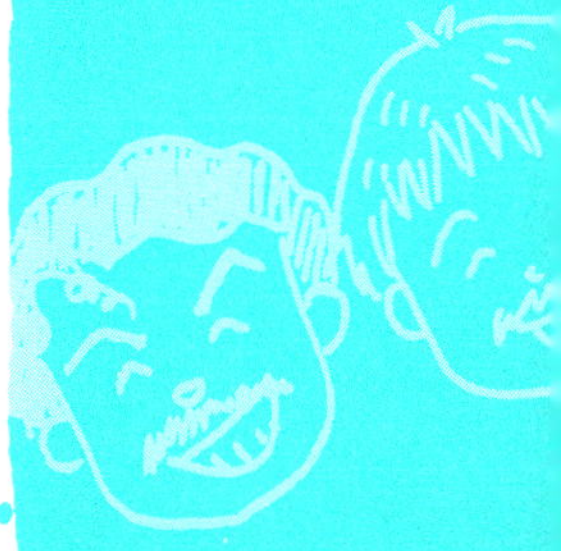

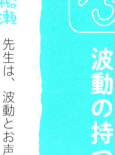

船瀬　悪霊だね。悪い霊って、動物的な悪い霊もいるんですか。

小林　ここも今いっぱいいたんで、ちょっと払いました（会場から「エーッ」という声）。

船瀬　悪い霊というのは、弱いとか迷いがあると取りつくんですか。それは一種の〝波動〟だから……。

小林　陰《いん》の人とかマイナス思考の人に来て、それを助けようとするみたいですね。彼らとしては別に悪気はないんですよ。ただ、陰の人には陰であってほしいということですね。会場には陰の人はあまりいないんですけど、ちょっとありましたので払いました（笑）。

船瀬　最近おもしろい時代になったと思うのは、例えば、突然人格が変わるとか、多重人格というじゃないですか。あれは憑依霊みたいなものでしょう。

小林　そうですね。

船瀬　私には映画評論家の友達がいて、バツ2なんだけど、やっぱり奥さんが欲しい。子連れだけどものすごいセクシーな美人とめぐり会って、この女性はいいなと思った。ところが、唯一欠点があるのはジェラシー。

小林　よくないね。

船瀬　ほかの女性としゃべったら怒る。その美人も前の旦那と別れたらしいんだけど、「君、何で前の旦那と別れたの」と聞いたら、「先生、私、普通じゃないんですよ」。ギャーッと怒ると、テレビのスイッチがパチッと入るんだって（笑）。やっぱり波動ですね。

小林　波動です。

船瀬　俺は「便利やなあ」と言った（笑）。「リモコン要らないな」。それは波動エネルギーが普通じゃないんでしょう。

小林　私がバーで怒ると、グラスが全部割れますね（笑）。

船瀬　それ、もっと怖いわ。

小林　私が「ノー！」と言うと、3回転しますね。それを見た人がしゃべれなくなったんですね。私が5歳のときに、ある女性が山で男性に狙われたところにちょうど通りかかりました。セックス的にいじめられているのがわかってるから、

「何やってんの」と言ったら、さすがにびっくりして、その人は一生懸命ズボンを上げて走り出したんですよ。私は5歳ですからセックスの意味はわからなかったけど、「ノー！」とやったら3回転したのを見ました。ドンと落ちて、ほとんど死ぬ寸前までいきました。彼女はそれを見たから、「あわわ」としゃべれなくなったみたいです。「どうなったんだ」と彼女に聞いたら、彼女は私の気を見てるから「木につまずいて倒れたようです」と。

船瀬　これも映画のワン・シーンだね（笑）。

小林　怖いですよ。火事場のバカ力と同じですよ。うちのおばあちゃんはロシア人なんだけど、おじいちゃんにいいたんすを買ってもらった。2階が火事になったら、あの重たいのは2人、3人の男じゃ絶対持てないのに、それを軽く持ち上げて階段をおりて出てきたんです。「おばあちゃん、どうしたの」、「これは燃やすわけにはいかないんだ」（笑）。それを受け取った男性が余りの重さに、おおおおと言ってましたね。それです。

船瀬　気のエネルギーだよ。

小林　それはみんなにあるんです。

船瀬　潜在的には10%か20%ぐらいしか使っていないのかもわからないね。

小林　そうです。でも、いざとなったら、あります。

船瀬　さっきのリモコンを動かす奥さんだけど、波動というのは物理的にもチャンネルを入れたり外したり。本当の気功師というのは飛ぶ鳥を落とすらしいね。「ハッ」と言ったら、パタッと落ちるんだって。だけど、幼いときに3回転させたというのはすごいね。

小林　死ななかったけど、全然動けなくなったみたいです。それはしようがない。自分で種をまいたわけだから、私の責任じゃないですね（笑）。

船瀬　香港映画の「少林サッカー」で、人間がグルグルグルと回れるいうのがありました。

小林　ほんとにあるんですね。私はそんなに重要と思ってませんけど、飛んじゃいますね。私が「ワーッ」と言うとガラスが割れるのも同じだと思いますよ。皆さんもおありなんですが、皆さんはそれにぶつかったことがないでしょう。私はぶつかったことが多いわけですよ。みんなに埋められて出られなくなったとか、逆境に何度も遭ってますから。

船瀬　「気」が鍛えられた。

小林　そうですね。

amazing medicine

16 気のエネルギーは電気の放電と同じ

船瀬　〝気のエネルギー〟というのは、悪い方向に働くと病気になるけど、いい方向に働くと超能力が出るみたい。

小林　〝気〟と言うのは元々ポジティブなものなんですが、もしある人が誰かに〝気〟を送るとして、送る人が悪意やネガティブな気持ちを持っていると、悪い気・弱い気を送ってしまう事になります。やはり送る人がポジティブでピュアでないと、かえって危険です。なので、私がニューヨークの山奥でヒーリングを教えるときは、完全にピュアな存在である木をハグするんです。そうすると、我々の体に気が入る。そしてすぐ出す。つまり、木と呼吸を感じるんです。木の中には、その栄養分や水や酸素があり、木の精（素生力）が量子波によって〝気〟に

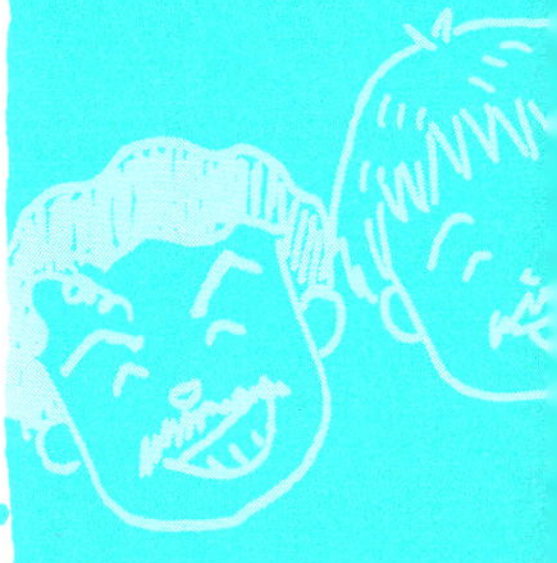

なり、全て木の中にある物質を循環させています。その木の〝気〟に私達の生命を動かす〝気〟が同調するんです。

その方は、しばらくニューヨークに来れないので伊勢神宮に行ったんですって。あそこも精神的に非常にいいから、「小林先生、ここでやります」と言ってハグしたら、全然気がなかった。日本の代表の伊勢神宮の木に気がないというのはどうしたらいいかしらと、真剣な彼女は泣いてましたね。それほど雨が汚れてるし、人心が乱れているんだと思います。そこでみんな毒を神社のほうに落としていくんだけど、残念ながらそれを処理できる力が木になくなっていると思います。それを聞いて、私が行かなきゃいけないなと思っているんです。

船瀬　気功師もそうだけど、「医者の不養生」というじゃん。陰気な患者ばかり診ていると、その気をもらっちゃうみたいね。

小林　ほんと。精神科医はいつも嫌な話ばかり聞いているから、マリファナをやらないとやってられないと言ってましたね。

船瀬　気功師の方も鍼灸師の方も、患者を診ていて気を払う能力がないと、どん

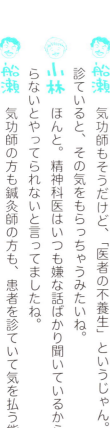

どん「悪い気」がたまっていく。

小林　超有名な人で死んじゃった人がいっぱいいますよ。

船瀬　私も後輩に鍼灸師がいるので経験があるんですよ。もう20年ぐらい前の話かな。私はそのころ、ほとんど二日酔いしてたから（笑）、飲み過ぎてほんとにぐあい悪かったの。そしたら「先輩、二日酔いにいいツボがあるんですよ」、「そんなのあるわけないだろう」。ところが、背中のところをキュッ、キュッとやった瞬間に、シャッとカーテンが両側に開いた感じがして、気持ちの悪かったのがサッと元気になったの。その瞬間に、これをやったやつの顔がスーッと青くなって、「ううっ、先輩の悪い気をもらっちゃった」。要するに、電気が放電するように、こちらの悪い気が向こうにシュッと飛ぶんだ。僕はそのとき、ツボのすごい力を感じた。

　同じ経験が2回ありますよ。目の前の友達の顔がスーッと青くなって、「船瀬さんの悪い気をもらっちゃった」と（笑）。邪気というんだって。それをジャッキー・チェンだって言いましたけどね（笑）。

飛ぶんだね。あれ、おもしろいですね。気を勉強している人は「そんなの当たり前ですよ。電気が放電するのと同じですよ」と言ってたけどね。

「気」は、高いところから低いところへジャンプする。

amazing medicine

22 サンキューと思うことで波動が生じる

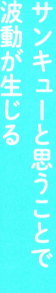

小林 僕はよく雨をとめる。結婚式があるんだけど、天気予報が雨だから何とかしてほしいと言ってくる人が多いんですよ。一応とめますね。雨だって、降りたいわけじゃないんですよね。水分を含んだ雲をちょっと動かせばいいだけのことで。

船瀬 軽く言いますね（笑）。

小林 できます。

船瀬 超能力の訓練で、「あの雲をちょっとどかせ！」とかありますね。

小林 量子波ですよ。簡単です。また10月の末か11月に日本に来ますから、皆さん私のセミナーに出たらいいですよ。非常に自分の魅力を感じますよ。皆さんに

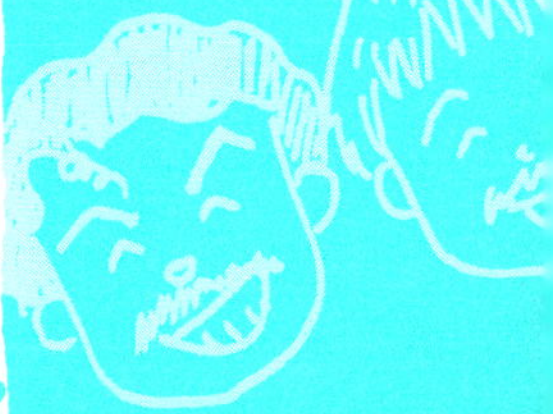

私の「528」という特別な周波数が入って量子波を動かせるようになると、おなかが痛いときなんか、「ああ、おなかが痛い。健先生」と言うと、一瞬にして私の量子波が入ります。世界の俳優さんとか歌手の方が現場でコンサートの前に痛くなると、手を押さえて「ケン」と言うとよくなるみたいですね。量子波です。1秒間に地球を7回り半しますから。

船瀬　光の速度だね。

小林　そうです。後でやってきて、「ドクター・ケン、ありがとね。実はこうやって、ケンに助けてと言って、遠隔治療をお願いしたの」、「よかったね」。そしたら「そのときの費用です」と言って、500ドルとかくれます。

船瀬　うわあ、それいいね（笑）。

小林　彼らの500ドルなんて、我々の50円ぐらいでしょうから。

船瀬　遠隔気功で、距離を置いていても地球の裏でもその人が念じると治るというのは、今までの科学ではあり得ない。それが今はすごい。「祈り」の研究だけでも世界で1000を超える論文があるんだって。その人の健康を祈ると、明らかにその人の健康はよくなる。祈りの研究も、科学的実験で証明されているみたいね。

小林　今、私は量子波を教えるんですけど、その方の写真と生年月日と今いるところにこの量子波発信器の光（スポットライトみたいなもの）をバーッと当てると、この光は情報を覚えているんですね。それを私がシーッと送ってやると届きますよ。量子波というのは記憶する。水も記憶がある。だから私がもしこの人の名前と誕生日を聞いてシーッとやると、確実にその人に行くんです。量子波というのはすごいね。

船瀬　オシレーションというんですか、共鳴するらしいね。こうして何かクーーーンとやったら、離れたところがクーーーンと鳴り始める。あの共鳴現象らしい。

小林　それに皆さんが感謝してサンキューと思うと、より近づきますね。ただ、これは1つだけ欠点があって、私が教えると悪い人のビジネスもよくなっちゃうんですよ。それをちょっと注意しなきゃいけないんですけども。

船瀬　いい波動で調子を入れるわけですね。

小林　この7年間に私が会った人のほとんど95％ぐらいは、がんは治るし、子どもはできるし、商売はうまくいくしとなっちゃうんですね。私が別にそれをやっているわけじゃないんですけど、528という愛と喜びと治癒である量子波というライトが今皆さんにも入っているんです。さらに量子波を使うともっとすごいので、それを皆さんもお使いになるといい。簡単です。「サンキュー」と言えばいいんです。「サンキュー」と言ったサウンドではなく、「サンキュー」と思ったことが波動なんですね。

78 amazing medicine
竹の波動はすばらしい

小林　特に竹の波動はいいですね。竹の波動は、いいものは入るんだけど、悪いものが入らない。これは竹からできた布なの。

船瀬　私も買ったけど、竹布はお勧めだよ。すごいなと思ったのは、手のひらにのっけると、ぶわっと温かくなる。何これという感じで、カイロみたいに温かくなるね。あれは、手の中で波動が増幅する。

小林　でも、これをやると文句を言えなくなっちゃうの。

船瀬　心が優しくなっちゃう（苦笑）。

小林　何か苦情を言えないんですよ。私、何かがあってうちのセクレタリーに苦情を言おうと思って、とったら言えるんですね（笑）。そしたら彼女が気づいて、

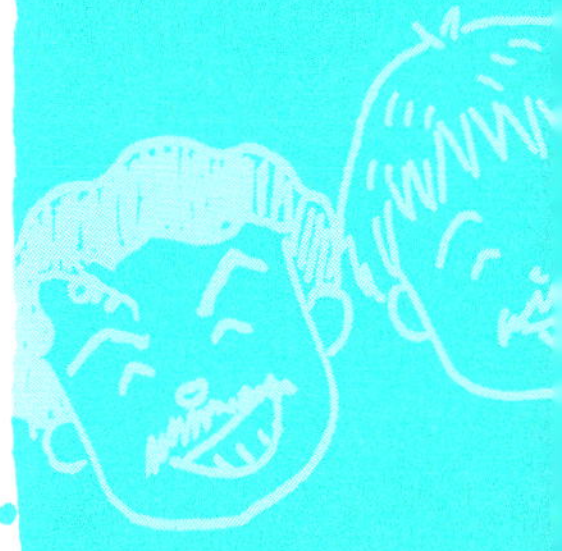

これを私に巻いたら、「あれ、何だったけな」。これ、よくないよ（笑）。したときには怒れない。怒るときは外して。ほんとにおもしろい。

船瀬　竹炭もものすごくいい波動みたい。だから、水の中に入れておくと、水がパワーアップする。そして、一晩で水がパーフェクトに浄化される。高い浄水器より、こちらがおすすめ。備長炭一本ですむ。暮らしの知恵だ。

あと、先生、竹の筒で焼いた「竹塩《たけしお》」というのがあるんですが、これもものすごくいい波動です。日本中が竹公害なんて言われているけど、竹は見直すべきですよね。

小林　そうですよ。

船瀬　成長が早くて、普通の木の10倍のスピードと言いますよ。あのエネルギーはすごいよね。

小林　昔、竹トンボなんかあったでしょう。昔は、竹の葉っぱに梅干しを挟んでチュッ、チュッとやったもんですよ。

船瀬　笹の葉っぱのお茶（笹茶）なんかも、ものすごくパワーがあります。

小林　だって、かぐや姫が生まれちゃうんだから、最高ですよ（笑）。誕生の水ですね。

船瀬　あれはシンボリックだな。『竹取物語』は竹の生命を象徴している。早く言えば、日本列島には気のエネルギーに満ちたものがあるんですね。それをプラスチックだ何だと、人工のものでごまかしている。天然素材にもう一回戻るときだ。

小林　細長い竹炭を売っていたので、僕は実験したの。90円の水を2つ買って、一方には竹を洗ってから入れる。40分ぐらいして飲むと、甘くておいしいの。もう一方の竹炭を入れていないほうの水を飲んだら、飲めない。それほど変わるんです。

もう1つ、私の友人が言ってましたけど、3級酒を入れると1級酒になる（笑）。彼は間違いない人だから。波動が変わっちゃう。

船瀬　水は記憶して、いいものに共鳴するらしいね。

小林　そう、水は記憶するんです。竹炭が入ったいろんなフードが出ると思いま

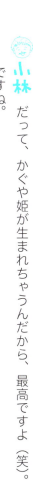

すから、食べたらいいですね。

船瀬　竹布はお勧めだね。おとといお会いしたときに、いろんな竹布の手ざわりを試しました。

小林　先生はすごくいいことを言いましたよ。お母さんに買ってあげるといいよ。

船瀬　うちのおふくろは94歳だから、竹のストールを買って送ってあげようと思う。

amazing medicine

19 ケン・コバヤシはヒーリングアーティスト

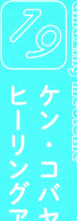

船瀬 先生もすごい話があるでしょう。「Killing Me Softly（やさしく歌って）」のロバータ・フラックを治したいきさつがおもしろいじゃない。声が出なくてかつぎ込まれたんでしょう。

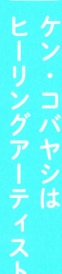

小林 おもしろいかどうかわからないけど、ある歌手が声が出なくなって、いろんな先生のところに行ったけど出なくて、2日後にすごいコンサートがニューヨークのラジオシティ（ミュージックホール）で行われる。それでいらっしゃって、超小声・ハスキーボイスで、「声が出ないんだけど」という感じで英語で言ったんですよ。僕が「わお。声というのは腎臓につながってるから、ちょっと横になってくれる?」と言って、鍼を腎臓のツボに2本刺したら、「ギャーッ、ギャー

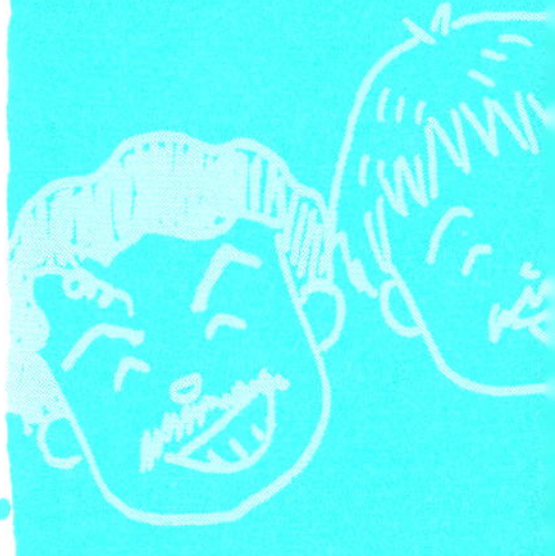

ッ」って。「ほら、出たじゃないの」（笑）。声は出るようになったりど、続いて次のステップをしないと治らないので、100本ぐらい背中に刺したの。私は鍼師じゃなくてヒーリングアーティストですから、アートなんですね。

船瀬 ぼくもニューヨークで刺してもらいました。不思議と痛くなかった。

小林 私は刺したいわけじゃないんだけど、原因と症状を一緒に治さなきゃいけないので打つんだね。そうしたら彼女が「ドクター・ケン、私、背中が痛くてしようがない」。鍼が入っているから当たり前です。「どうしたらいいの。泣いたほうがいいかしら、それとも、私は歌手だから歌を歌ったほうがいいかしら」。「ああ、歌手なの。はいはい、歌いなさい」と言って、その歌を聞いたら、聞いたことがある。「これ誰の?」と言ったら、「これ、私の歌なの」。これは絶対まずい、かなり有名な歌手だと思い、それから何もしゃべらないで終わったら、感謝されたので安心してペラペラしゃべり出しちゃった。

船瀬 これからの展開は、まさにハリウッド映画……。

小林 翌々日、黒いリムジンがオフィスにお迎えに来ました。誰に聞いたのかわからないけど、私の好きなシャンパンが入っていて、チーズなんかあって、「どこ行くの」と言ったら、彼女がコンサートに呼びたいと言う。僕は街の喫茶店かレストランで歌うと思っていたから、「なんだ、そんな気を使うことはないのに……」と思って。私はこれから韓国料理のチゲを食べに行きたいと思っていたんだけど、「じゃ、行きましょう」と行ったら、何と超満員のラジオシティで、真ん中のミキシングの後ろで、全部見えるところの席に通されました。

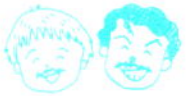

船瀬　プラチナシートですね。

小林　そしたら彼女がステージに来たわけです。そして僕が「Oh! It's my patient」と言っても、誰も信用しない（笑）。すごかったですよ。ああいうすごい人というのは歌が耳に入ってこないで、ここハートに入ってくるの。

2人の紳士が迎えに来て楽屋裏に行ったら、会いたい人が100人ぐらい並んでいるわけです。そして僕を見たら、「ハーイ、ドクター・ケン」と言って、彼女はハグしてくれて、みんなに「This doctor saved my life」と言ってくれた。何とかプロデューサーとか、八十何枚の名刺をもらいました。全然興味ないけど

船瀬　一応ポケットに入れました。見てませんけど、数えることは数えました。

小林　それがロバータ・フラックだった。

船瀬　そうなの。あんな有名な人を知らない。カトリーヌ・ドヌーブもそうだし。

小林　カトリーヌ・ドヌーブの表と裏を見たかった（笑）。

船瀬　それは医者ですから両方見ますよ。かわいい。

小林　最初は気がつかなかったんでしょう。

船瀬　全然気がつかない。

小林　どこでケアしたんですか。

船瀬　ホテルに呼ばれて、ちょっと待たされたら、その分のおカネもくれて、部屋に行ったら「ハーイ」という感じで、すてきな人だなと思ったら、フランスの人はパーッと裸になっちゃう。「どうしたらいい？」と立っているから、「横になりなさい」。

小林　先生、普通だったら手が震えるよ。

船瀬　震えない、震えない。そのときは、鍼をしようと思ったら指圧がいいと言う。私の指圧は、指に力がない子どものころに覚えたから、ひじと膝を使うようになっちゃって、悲鳴が上がるように強いわけですよ。それが今は結構有名になっているみたいだけど、それをやっていたら彼女はすごい喜んでくれて、終わったら、裸のままガウンを着て長いたばこを吸っている。

船瀬 映画のワンシーン。

小林 あれ、映画で見たなと思って。

船瀬 そのとき気がついたの？

小林 そう。「あなたはもしかしてカトリーヌ・ドヌーブさん？」と言ったら、「イエス」。「Oh, my god!」。そしたら彼女がいろんな人に「Ken's massage is better than sex」と言ったみたいです。ジョークではそういう言い方をする。

あと、ビューティフルな女性は「She is tasty」とか言う。それも「おいしい」というふうに訳しちゃいけない。tasty というのはそういう褒め言葉です。

Better than sex というのは……。

船瀬 味があるということだね。

小林　私はビートルズも知らなかった。アメリカに行って日本の方と結婚したときに、「これ、いい曲だから聞いてみる?」と聞いたら、「いい曲だね。これ誰が歌ってるの」、「ビートルズっていうのよ」、「ふーん」、それっきり。ジョン・レノンが撃たれたときにもそばにいました。ジョン・レノンがダコタハウスにいて、私は隣のビルで日本の有名なボールペン会社の社長さんに施術をやっていて、出てきたら、ワーッと騒いでいた。

船瀬　エーッ!!　ジョン・レノン暗殺現場にいたの?

小林　撃たれた2分後ぐらいですけどね。そのころ携帯なんか持ってないから、すぐ彼のホテルに戻って電話したんだけど、もう誰かが連絡していたみたいでした。亡くなっちゃって残念です。

船瀬　居合わせるというのは、波動というか、何か引かれるものがあるんでしょうね。

小林　それもそうなんです。彼が、音楽界が決めた波動よりも高い、心にしみわたる愛の波動をやったんですが、それは業界がおかしくなっちゃうことです。そういうことで殺されたんですね。いろいろ考えると怖いですね。

船瀬 でも、医学界とか世界は、いい方向には動き始めているんでしょう。

小林 完全に動き始めています。

船瀬 私も先生に鍼《はり》を100本以上打たれたんだよ。仰向けになると、ここにババッと打たれるわけ。全然痛みを感じないので、ありがたい。蚊が刺すと、何となく感じるじゃない。それが2、3カ所。あとは何にも痛みを感じなかったです。「それは健康体だからだよ」と言われた。そのかわり、先生がパッと目を開いたのよ。

小林 顔だけで30本ぐらい打つから。

船瀬 ここまで刺すのかいという感じで、ハリセンボン人間みたい。先生が何か言うから笑ったら、こんどは痛いんだ（笑）。痛みが波打つの。

小林 鍼師さんならせいぜい10本か、最高で20本ぐらいなんだけど、私はヒーラーだから、原因と症状を一緒にやりたいわけです。耳鳴りは腎臓から来ている、おしっこも腎臓、全部関連しているわけです。それを抑えない限り、ヒーリングアーティストじゃない。単なる鍼師、単なる医者になっちゃうから、それじゃ私はダメなんですね。私は、その人の人生とか幸せとか、健康とか長生きとか、そういう責任がありますので、そうなっちゃうんですね。だから、私を鍼師と呼ぶ人はいなくて、ヒーリングアーティストとして接してくれているようです。

船瀬 あの後、先生、ブロードウェーに行ったじゃないですか。タクシーの中で、もう体の中を風がわたっている感じがしていた。気が流れている感じ。それと、身体が暖かくて、タクシーの運転手さんに暖房してるの？　と聞いたほど。

小林 気が流れているんですね。彼は年齢より20歳以上若いんですよ。

船瀬 そうよ（笑）。

小林 Be careful.

20 amazing medicine 魂で感じるバイブレーション

船瀬　先生が鍼灸師を募集したとき、すごい応募があったんでしょう。

小林　たくさんあるんだけど、みんなエンジニアなのね。I don't like it. ミュージシャンもテクニシャン（技術者）が多いのね。音楽家って少ないよね。これはダメ。

船瀬　鍼灸師も、習ったことをパッ、パッ、パッとやるだけ。

小林　あれはダメです。あんなの受けないほうがいい。断ったほうがいい。おカネを払って出たほうがいいです。

船瀬　1人募集したら200人ぐらい来た。

小林　いっぱい来ました。でも、1人も合格しなかったですね。音楽家がいなかか

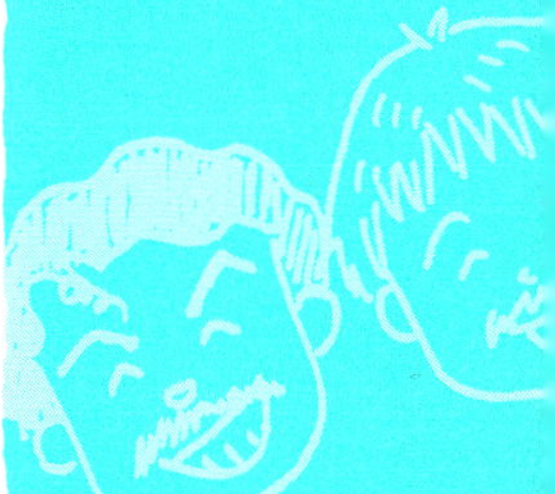

った。

船瀬 それはなぜかというと、ケン・コバヤシというとレジェンドだから、健先生のところで働いたとか弟子になったと言えば、それはキャリアになる。それを目指して来る。

小林 それはそうですよ、その道ではね。今はいいですけど、昔は、何も宣伝していないのに、インターネットで検索すると、No.1 acupuncturist に私の名前がダーッと出てくるんですね。「僕は acupuncturist（鍼灸師）じゃないよ」と言っているんだけど。

船瀬 ニューヨークに鍼灸師学校が7つぐらいあると聞いて、私は驚いたんです。

小林 私立ですけどね。

船瀬 鍼灸というと、昔は迷信だと言われてた。ところが今や完全に認められて、アメリカは全部で200ぐらいあると聞きました。

小林 鍼は痛みどめになっていて、一時的にはとめますよね。それだけの痛みを先に与えるから、痛みが変化しただけのことで、治るのは難しいですね。原因をやらないと痛みは戻ります。

船瀬 小林　やっぱりエンジニアじゃダメ。テクニシャンはダメですね。アメリカではミュージシャンはなかなかうまくいかない。ほんとにうまい人はいっぱいいるし、テクニックで上手にアーティスティックに表現するのはいっぱいいますけどね。僕は、そういう人に会ったときは必ず目隠しするんです。そうすると音が倍に聞こえるので、その方がエンジニアかミュージシャンかわかります。もっといいのは耳をふさいじゃう。それでも来るのはほんとのミュージシャンです。そういうことをやるんです。

テクニック（技術）じゃなくて魂（ソウル）が大切ですね。

船瀬 小林　いろんな歌手とか映画俳優をマネージャーが私のところに連れてきて、「この曲は売れるかしら」と言うと、耳も目もふさいで聴いて、「これは売れないと思うから　3000枚ぐらいでいいんじゃないですか」と言ってあげる（笑）。売れるのは「最初から5万枚ぐらいやったら」と。もっと売れますね。何でも1つの個体になると、そこに量子波が乗って、その中身にあった波長を作り出します。それがスウィートでスムーズであれば、そのものはとても良いということです。

船瀬 バイブレーションを魂で感じるわけだ。

小林 だから、患者さんが私の部屋に来る前にわかっているんです。

船瀬 この人はどこが悪いというのがわかるわけでしょう。

小林 波長だから、見た瞬間にわかります。私は患者さんのペーパー（カルテ）を見ないんです。だって1分後は違うんだから、1週間も前のを見てもしようがないでしょう。

船瀬 会ったそのときの直感で、この人はどこが悪いなと。

小林 そうそう。大体がんは治ったんだけど腰が痛いとか、耳鳴りは治ったけど目に涙が出てきてしようがないとか。そうすると腎臓なんですね。見た瞬間にわかっているんだけど、パフォーマンスをしないと手品師になるからまずいなと思って、しようがなくタッチするんですけど、本当はそれは必要ないです。

船瀬 先生は脈診で大体病気がわかってくるの？

小林　というか、その前にわかっている。病名はみんなが勝手につけるからわかりませんけど、何が原因かはわかります。5000か6000ぐらい、いろいろ病名があり過ぎますよね。

船瀬　こんなちっちゃい体に病名が4万5000ぐらいあるんだって。

小林　エーッ、ほんと。

船瀬　現代医学はね。

小林　意味ないですよ。

船瀬　それは薬を売るためです。病名をつければ、それに対する薬が売れる。全部マインドコントロールです。

小林　糖尿病なんか、すぐ治りますよ。

船瀬　食べなきゃ治るんだもん。

小林　それもそうだし、腎臓から来ているから。僕は38年前にアメリカへ行って、ある有名な病院で臨時医師としてアルバイトしたんですけど、180人ぐらいのドクターの前でこの患者は「糖尿病は腎臓を治さないと治らないよ」と言ったら、

「何言ってんのよ」と、みんな大笑い。それから5年後ぐらいに、堂々と自信を持って言いますけど、「糖尿病を治すには腎臓を治さなきゃ治りません」と言っていましたね。イエーイ、勝ったわけですね。

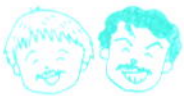

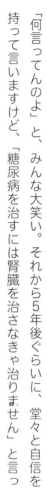

船瀬 考えたら腎機能が衰えて糖が尿に出ているんだから……。

小林 彼らは勉強が狭いんですね。上のほうから、これをこういうふうに使いなさいと言って、中身は関係ないんです。それが問題ですね。お医者さんは、立派な心で勉強しているはずなんだけど、自分が渡している薬が何だか知らない。薬の説明書も読んでないし、実験もしていない。私は何でも自分で食べます。

子どものころ、「健ちゃん、この薬飲んでみてくれる?」、「何なの」、「これは、このお母さんがおっぱいが出ないから。大事だから、こういうのをあなたも覚えていたほうがいいよ」。5歳ぐらいのときにそれを飲んだら、私の胸がこんなに大きくなっちゃって、うわぁと思いましたけど、胸の小さい人にその薬をやったら大きくなるんですよ。そんなもんかなと思って、いろいろな種類の漢方薬を何千回と試しに飲んでいたわけです。

あと、男の人が立たないのを簡単に立たせる。それも飲んだら、パンツをはくのが大変になるような感じで、漢方薬はよく効きますね。腎臓が性器を活性させますので、男性の強化は簡単です。同時に若返りますよ！

船瀬　男性軍、今聞いた？　パンツがひっかかりまっせ（笑）。

小林　あと、大切にしてあげること。使うだけ使っているんですよね。なでてあげて「サンキュー」と言うと、もっといい。医学ってそんなもんですよ。難しく考えることはない。

amazing medicine

27 「笑い」と「感謝」を忘れずに

船瀬 「笑い」とか「笑い癖」って、大事ですね。

小林 絶対です。無理やり笑っている人は心臓が悪くなります。ほんとに心から笑う人は絶対に健康にいいです。

船瀬 あと「感謝」ですね。

小林 感謝は絶対。感謝しているはずなのに、言うのが恥ずかしいのかしら。

船瀬 サンキュー、サンキューと、口に出したほうがいいよね。

小林 そうですよ。だって、60兆の細胞がつくっている心臓とか肝臓が全部動いているから、今、生きている。そしたらサンキューでしょう。感謝しかないんじゃないですか。レストランなんかに行って、何十万円というすごく高級なものを

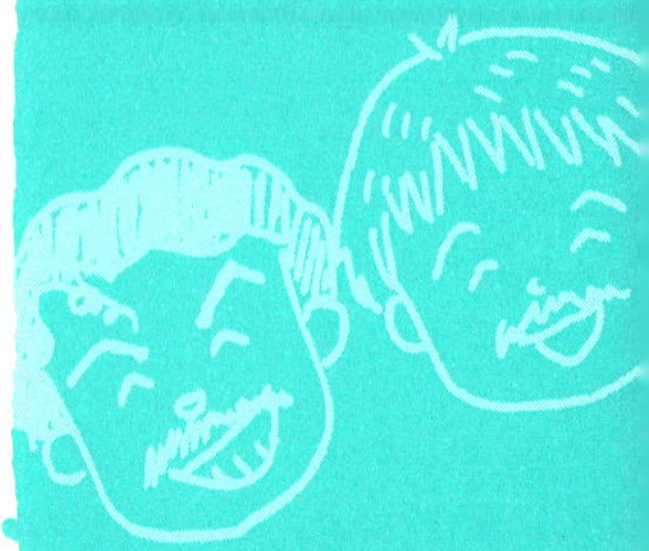

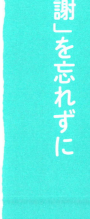

よばれますでしょう。でも、食べる人ですよね。

船瀬　つくってくれた方とかね。

小林　それもそうだし、一緒に食べる人がよくなければおいしくないですよ。波長が悪いから。ラーメン屋でもそこらの店でも、いい人と行ってごらんなさい。めちゃくちゃにおいしいから。人生、手にのるしかないんだから、無理はしないほうがいいですよね。

船瀬　喜びとか感謝とか、口に出したほうがいいですね。黙っているより、「ありがとう」と言葉にすると、言霊というか、エネルギーが倍加する。

小林　私がマイブラザーを尊敬するのは、これだけ有名で、本も出して多くの人を助けているんですけど、私とカラオケに行くと、ガキよね（笑）。

船瀬　先生だって、「長崎は今日も雨だった」って、いつも雨なのよ（笑）。

小林　それなの。自分に戻らなきゃいけない。自分に戻れば全部生きるわけです。

船瀬　少年に戻るよね。

小林　それをカッコつけて形にはまってやるから、「素生」が生きないんです。

「素生」を生かすのは水です。約70％は水なわけだから、水の喜びは自分でいることなんです。

船瀬 素直にね。

小林 自分がもしワンちゃんだったら、ワンちゃんでいればいいわけ。それを豚になろうとか、イノシシになろうというところに問題があるわけですよ。ワンちゃんが生き生きしたら、あんなにかわいい動物はないよね。

船瀬 先生はちゃめっ気があるもんね。

小林 頭が弱いからね（笑）。

船瀬 ほんとに少年みたいでしょう。日本のお年寄りで、少年みたいとか、ちゃめっ気のある人はあまりいないんだよね。何かブスッとして、苦虫をかみ潰したような頑固ジジイが多いじゃん。笑わないの。

小林 日本の女性は変わったと思う。

船瀬 女性のほうが若返って元気だよ。

小林 7年前に来たとき、私はアメリカンだから、ハグするでしょう。そうすると、わなわなと倒れる。

船瀬　何で倒れるの。

小林　それはムービースターにハグされたと思うんじゃないですか（笑）。私は昔から、ブラッド・ピットとか渡辺謙にそっくりだと思うわけですよ（笑）。目は2つだし、鼻は1つ、どこが違うの。彼らが病気のときの写真を見てごらん。見られないから。私は元気はつらつだから、誰も言ってくれないけど、私のほうがカッコいいと思っているわけですよ。

船瀬　思ったほうが勝ち。

小林　びっくりしたのは、最近、患者さんが「先生！」とドカンとぶつかってハグしてくれるの。私のハグは量子波のハグだから、足の先から頭の先までピタッとくっつくわけです。嫌だったら嫌だと言うから、ごまかせない。あしたの命もわからないのに、何でそんなうそのハグをするの。あんなのやりたくないよね。

船瀬　腰を引いたらね。

小林　前から後ろからピタッと全部くっついちゃう（笑）。量子波だから、うそはない。だって裸で生まれたんだから。どなたか背広を着て生まれた人がいたら、手を挙げて（笑）。女性でブラして生まれた人、手を挙げて。いないでしょう。裸でしょう。

船瀬　自然がいちばん！

小林　きのうかおととい、200人ぐらいに量子波を教えたら、全員がマスターしたわけ。その後のパーティーに百何十人もいて、びっくりした。終わって「先生、ありがとう」。そのハグの仕方もペタッですからね。耳元で「先生、大好き」、「サンキュー」と言うでしょう。次に、別れ際に「愛してます」（笑）。

こんなのはどうでもいいんだけど、そのイキですね。つまり彼らは、大学を卒業したとか高収入とか関係なく、気づいたんです。この男は何を言っても受け入れてもらえるし、何かあったら治してもらえる。私が治ろうというのをヘルプしてくれるとか、何か知らないけど、何十というものに気づいたんですね。気づきなんです。

船瀬　そういうこっちゃ。素直になったんだね。

小林　行動としては、「先生、好き」とか「愛してる」と出たんだけど、このおじいちゃんにそんなこと言えないよね。

船瀬　心が裸になったんだね。

小林　それが大事なの。ここで皆さんが、へんなことを言ってるなと思うのも自由だし、あ、そうかと気づくのも自由です。気づいたほうが得です。

船瀬　緊張が解けるんでしょう。普通、何か構えるじゃない。

小林　年だからとか、私は○○大学を卒業したとか、収入がこれだけあるとか、つまらないことでひっかかってるのです。それをとったら自由ですよ。ほんとに楽しい。私とカラオケに行くチャンスはないけど、行ったらがっかりするよ。え、これが小林先生（笑）。でも、その後ぴったりハグして「楽しかった」と言ってくれますね。

船瀬　先生はカラオケに行くと、ほんとに少年みたいだもの。

小林　彼が歌うと、勝新太郎よりピシっときます。耳じゃなくて、ビシッと心に入る。ほんとですよ。

船瀬

今晩のコースが見えてきたな（笑）。

22

amazing medicine

心の安定には深く長い「呼吸」が大事

船瀬 先生、「呼吸」も大事でしょう。よく「息が合う」、「合わない」と言うじゃないですか。

私は、主婦の友社からせかされて呼吸の本をまとめて、驚いたことがあります。ペンタゴン（アメリカ国防総省）で、２３０万人のアメリカの軍人や職員は、今、古代ヨガの呼吸法を正式に採用して呼吸トレーニングをやっていると言っていました。

小林 兵士さんはすごい真面目ですよ。

船瀬 最新科学とか最新医学は役に立たないということに気がついたみたい。ヨガの呼吸法が心を安定化させ、命を活性化する。トップパフォーマンスがそれで

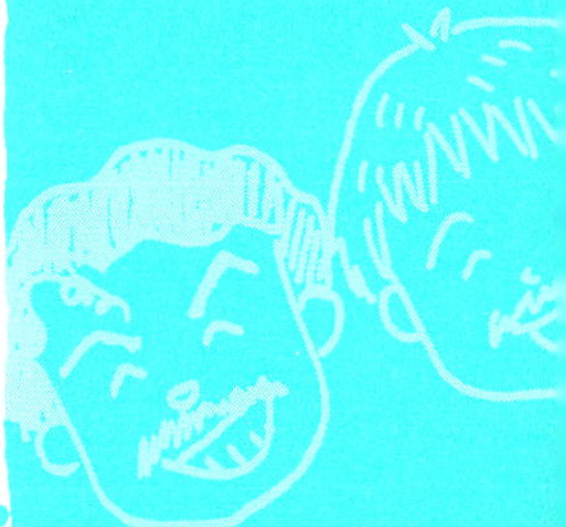

得られると言っていました。相手に呼吸を合わせること、深く、長く吐くことです。

小林 一番いいのは山へ行って木とハグして、木と呼吸を合わせることです。下の根から上までグーッと見て呼吸して、今度は下にフーッと吐いて地面に戻してあげるようにすると、自然に深くなります。精神的に急いだり考えたりすると、どんなに呼吸を長くやっても効果はありません。自分がそれに合った気持ちを持っていないと、技術的に長くやっただけで、本当の自分の益になりません。

船瀬 よくテキストにある何回吸って何回吐くとか。

小林 全然ダメです。

船瀬 エンジニア（技術的）になっちゃいけないでしょう。

小林 そういうことですね。絶対うまくいきません。私は医師として58年やって、いろんな形でいろんな人を診てきているんですけど、自分に気づいていない人、自分を真剣に愛していない人は、幸せじゃないね。

僕のところには億万長者が前立腺がんだとか言って来るわけですよ。そういう人は必ず僕に言うの。「Ken, why are you so happy? You don't have any money.」余計なお世話だ（笑）。

彼らは治してくれたら幾らでも出すと言うので、僕は山にお寺を建てようと思っているので「サンキュー」と言う。そして治っちゃう。僕が「あなたが前に、もし治したら寄附してくれると言ったけど、Is it a true?（本当）」と聞くと、「言ったんだけど、おかげさまでガリガリだったのが太ってきた。だから、あなたのミステーク」と。

船瀬 嫌なやつやな。

小林 お金持ちは、それだけのことをやるからお金持ちになるんですね。正しいことを他人の幸せも考えてやっている人はおカネが集まらない（笑）。

船瀬 ある石油国のすごいお金持ちは、目をパチッとあけたら20億入る。

小林 そう、朝起きると20億円儲かっている。

船瀬 その国の貿易は、その人のサインがないとダメ。

小林 ゲイちゃんだから、男が好き。

両刀使いだったんでしょう。

小林　最初はね。子どもも2人いるんだけど、ゲイになっちゃって、あとは男性ばかりで。僕も男性だから、結構きつく指圧をするんだけど、私が頭をポンポンポンとたたくんです。気持ちがいいでしょう。そうすると、「世界で私の頭をたたくのはおまえだけだ」(笑)。

船瀬　ガンを持ったガードマンが4人いて、その中で思いっきり頭をひっぱたく。

小林　いや、あれは治療の方法ですよ(笑)。

船瀬　ガードマンがニヤッと笑って見てる。これも、映画の一シーンみたい。

小林　ちょっと前に行ったとき、10億円のドル札がキャッシュでぶわっと積んである。僕は興味がないからチラッと見ただけだけど、撮影して、ケン・コバヤシを確認しているんだね。後で秘書が言ったんだけど、「あんた、ドル札に全然興味ないみたいだね」、「いや、僕のじゃないから」。僕のだったら10ドルでも大切にする。そしたら本人が、「ケン、私は来週は来られないから、再来週にして」と言ったの。そしたら、翌々週、自家用機でその10億円をある国に、経済を推進するための援助金として届けていました。翌週は私の都合が悪く、2週間後に会いに行ったらテレビに彼が映っていて、彼がそのお金をドネーション（寄付）しているわけです。「ハイ、グッドモーニング」と10ミリオンを渡しているんですよ。おかしいよね。2週間前に彼は既に届けているわけですから。それがその日に届けているように報道されていたわけです。ニュースというのはほんとにいいかげんだと思いました。

彼が、「ケン、株持ってるか」と言うから、「どういうこと？」と言ったら、「株券だよ」、「ああ、そんなの興味ないし、ギャンブルはやらないから要らないよ」。「ああよかった」と言ったけど、どういう意味か知らなかった。それから1週間後、日本で大暴落した。

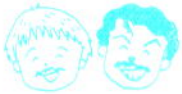

船瀬 その情報を持っていたんだ。

小林 そしたら、株で働いている人が私の患者で来て、「小林先生、参ったよ。株が売られちゃって、いろいろな会社が潰れるぐらい困ってる」と言うから、「そうなの。誰かが売ったんだ」と言ったら、「そうなんですよ」。知らないから、あれっと思って、そのお金持ちの彼に聞いたの。「もしかして僕が株券を持ってないからって、あなた売ったの？」、「うん、500万株ほど売った」、「エーッ」。

僕は株を知らないから「買い戻せ！」と言ったら、買い戻してくれましたが、最低値で買ったので、もっと儲かったわけよ。そしたら、ロレックスの時計を幾つもくれたけど、「こんなの要らない」。それから文句を言い出して行かないようになったんだけど。

カネ持ちの子どもさんの部屋が……。

映画館があるの（笑）。

300人入る映画館が子どもの部屋だって。

それもビルが3つぐらいつながっていて。マンハッタンのアッパーイースト地区にあります。地下にオリンピックサイズのプールがあって、すごい銅像があって、「ワンダフル」と言ったら、「これはメトロポリタンミュージアムから寄贈されたんです」。我々がメトロポリタンミュージアムに寄贈することはあっても、寄贈されるというのはおかしいよね。で、館長に会って聞いたら、彼はいつも何百億とくれるので、逆に大事なものを彼にプレゼントするということで、世の中っておもしろいなと思った。

船瀬 唖然とするよね。奥さんと離婚したんでしょう。

小林 これはすごい話よ。奥さんがちょうど離婚のサインをするときにいたんです。

船瀬 やっぱり男のほうがいい、奥さん、ごめんねって。

小林 奥さんを捨てちゃうということです。慰謝料の小切手を手に持って、私の目の前で奥さんがゼロを書いたわけ。「何やってるの」、「これを手切れ金でくれるから、ゼロを書けって」と、どんどんゼロを書いている。もう入れられないぐらい狭いところなんですよ。1000億円ぐらいもらったんでしょうね。それにさらにゼロを書き足すように無理矢理させました。彼にしたら、そんなのは全然関係ない。彼女が「ケン、サンキュー」。「カネなんて関係ないでしょう」と言ったんだけど、ダメね。ああいうのはおカネじゃないね。

船瀬 先生のすごいところは、決まった額しかもらわないんですよ。

小林　そうですよ。彼に請求するのは、訪問して、指圧して350ドルぐらいです。

船瀬　3万円ちょっとでしょう。

小林　そんなものです。僕はおカネで動いていないから、そんなの関係ないです。喜んでもらえればいい。

船瀬　普通、ワンモアゼロ！　と言いたくなる（笑）。

小林　そうすると命が危なくなる。

amazing medicine

23

スピリチュアルな動物農場

船瀬　先生はニューヨークの郊外で動物をたくさん飼っていらっしゃるでしょう。何で動物を飼い始めたの？　馬とかロバとかすごいでしょう。とっても可愛いし。

小林　ビューティーコンテストの馬だったんです。ところが、炎症で目が真っ白になって使いものにならないと、馬の商売人はすぐ殺して、油とか骨とかは使うんですよ。何百万円という馬でも1000ドルになっちゃう。「ノー、そんなことで殺すのは許されない。じゃ、僕に1000ドルで売って」。実際に買ったら、ものすごく高い馬なんです。私はそういうのが得意だから、白くなった目をすぐ治しちゃって、目がきれいになったら、「サンキュー、サンキュー」とキスしてくれてね。そうしたら馬の前のオーナーが時々立ち寄って、目が治っているから、

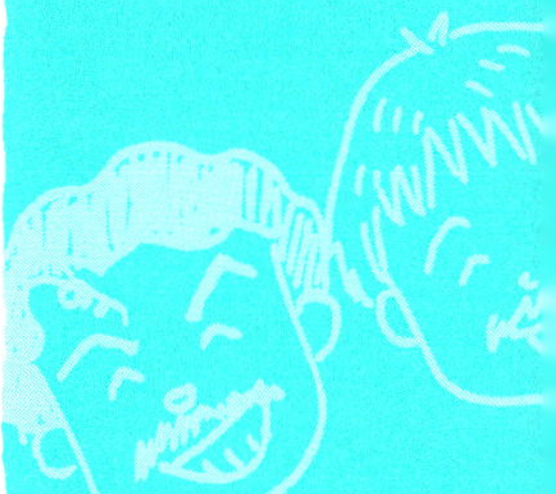

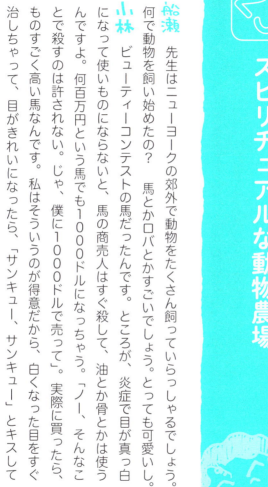

バイバック（買い戻したい）と言うけど、「ノー」と言う。

小林　一つ一つの命を救っているんだね。

船瀬　うちにいる動物はみんな問題があるけど、みんな治すわけです。ちゃんと目の前で「これは肝臓にいいよ。僕は飲めるからね。はい、今度はあなたの番」と言って、嫌々飲みますね。豚ちゃんもそう。豚ちゃんも時々かゆいみたいでかいているから、かゆみをとるような漢方薬を「トンペイちゃん、これはかゆみにいいから。あなたがひっかいてるから、その辺がちょっとハゲてるでしょう」と言って、グーッと飲みますね。だからコミュニケーションですよ。

船瀬　マンハッタンから2時間ぐらいで、先生は運転もすごいね。運動神経バツグン！

小林　ずっと行ったり来たりしているから、目をつぶっても帰れる。

船瀬　ウィークエンドは動物農場で過ごされている。

小林　リスとかウサギが出てくる時間帯もわかっているんですよ。「ウサギがいないな」ととまっていると、チョロチョロと出てくる。ちょっと時間がずれますけど、わかっている。

船瀬　この前、僕が行ったとき、在米のジャパニーズのケン先生の支援者の方が30人ぐらい集まったよね。野外パーティ開いてくださって、とっても楽しかった。

小林　ヒーラープログラムとかキャンピングとかやるんです。日本からもこの間15人いらっしゃって勉強したんです。

船瀬　先生のネットワークはすごいよね。ニューヨークにいらっしゃるヒーラーとか、そういう方々が30人、40人、50人。あそこの農場はインディアンの霊がある。

小林　そう、インディアンが持ってたの。いろんな人が買おうと思ったんだけど売らなくて、私が行ったら、この土地を大切に使ってくれる人ということで売ってくれた。冷たくてきれいな川が流れているんだけど、僕が行くと、亡くなったインディアンが100人ぐらいあらわれて、「サンキュー」と言ってくれてコミュニケーションをとっていますよ。

船瀬　森の中にすごいきれいな小川が流れていて、我々を手伝っていたボランテイアの奥さんが、暑いし誰も見ていないから、そこで汗を流していたら……。

小林　というか裸で入ってるの（笑）。

船瀬　そしたら、森の陰からインディアンが100人ぐらいじっと見ていた（笑）。

小林　僕はインディアンに「スケベねえ」と言ったわけ。そしたら、そういう目で見ていないのね。エネルギーで見ているんですね。

船瀬　あの森はちょっとスピリチュアルだね。

小林　そうですよ。そこで木をハグした人が、伊勢神宮で同じようにしたら、〝気〟がほとんど無くて泣いていました。

船瀬　森美智代さんが一緒に行って、「ここ、何か感じる」と言ってデジカメでパシャパシャと写したら、デジカメに光の玉が10、20写っていました。いわゆる〝オーブ〟ですね。本当に不思議。

小林　精霊が写る。ほんとにいいところが手に入った。それを買えるようなおカネを持ってなかったんだけど、たまたまさっき言ったロバータ・フラックのローヤー（弁護士）が持っていて、買えないのがわかっているから、キャンセルになるようにめちゃくちゃに安い値段を言ったら、オーケーになっちゃって。ローヤーは彼女のおかげで儲かっているから、多分彼女が「ドクター・ケンに世話になっているからやっちゃったら」なんて言ったんだね。

船瀬　困ったときに救われていますよね。

小林　いつもそうですよ。

amazing medicine

24 つながるおカネ、つながらないおカネ

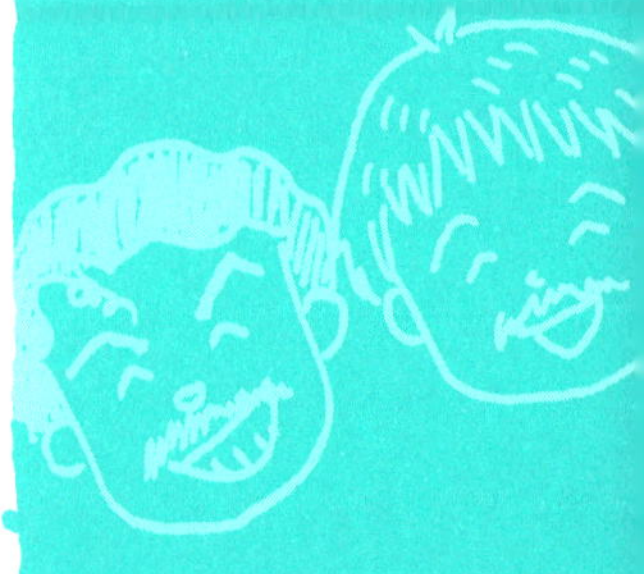

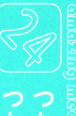

船瀬　プライベートのことになるけど、最初のご結婚はイタリアンの女性でしょう。

小林　ミステークしましてね（笑）。

船瀬　めっちゃかわいい子だった。

小林　すごい美人でしたね。

船瀬　殴るときはグーで殴る。

小林　エレベーターの前で自分の従業員ともめてたんですよ。私が「何やってるの」と見たとき、ちょうどげんこつで殴っていました。いずれ私もやられるんじゃないかなと思いましたら、違うやり方でやられましたね。

船瀬　イタリアのマフィア系だったんだね。

小林　50年前に家族5人で来て、1人1時間25セントで5人で働いて3000ドルためて、それでぶっ壊れた家を買って直して1万ドルで売って、それを何千回と繰り返した。そういう努力をして、今はビリオネアですね。

船瀬　けっこう苦労したんだね。そのイタリア美人の若い子と何で知り合ったんですか。

小林　彼女のベストフレンドが私の患者さんで、結婚なんて考えてなかったんですけど、縁があってしゃべっていたら、結婚式が全部決まっちゃって（笑）。

船瀬　ヤバい流れだね。

小林　ひとり者だったから別にディフューズ（拒否）する理由もないし、ま、こういう人生もいいかなと思って。ミステークしました。6カ月で別れて、全部とられました。

船瀬　これがすごいのね。先生の話を聞いていて、普通だったら「全部持っていかれた、ちきしょう」と言うけど、先生は違うんだね。

「ゼーンブ持っていったの」（笑）。もっと悔しそうに言わんのですかいな。

小林　つながってないおカネだから。これはカバラの力なの。カバラはこういう言い方なんですよ。例えば誰かにおカネを貸した。返ってこない。カバラは、それはあなたに属してなかったから、なくなって当たり前だろうという考え方なんです。

船瀬　執着しない。

小林　どうしてかというと、ほんとに真剣に自分のおカネと思って稼いだものだったら、サインもなしで、調べもなしで、おカネを渡すわけないでしょう。それを軽く貸すということは、自分のおカネと思ってないからです。

船瀬　よう悟ってはるね。

小林　カバラってすごいですよ。

船瀬　預金通帳がある日ゼロになっていたんでしょう。

小林　全部なくなっていた。お金持ちのお父さんが「彼女の旦那さんは日本に帰るし、私が責任を持ちます」と言ったら、銀行はオーケーですからね。

船瀬　家から家具から全部持っていった。

小林　彼女には意味がないと思うんだけど、日本語を勉強しようと思ったカラオケの機械もなくなっていた。犬もお家も全部とられた。僕に属してなかったんじゃないですか。それはしようがないよね。

船瀬　この諦め感がすごいね。普通、「あのくそアマ」となるじゃん（笑）。

小林　困るのは、犬がぐあいが悪いとか、いまだに前の奥さんから電話がかかってくるんですよ（笑）。それだけは嫌ですね。でも、「ノー」と言えない。

船瀬　今は日本人の奥様がいて、やっぱりジャパニーズのほうがいいなと思ったでしょう。

小林　言葉がわかるからね。イタリア人やアメリカ人は言葉ではわかるんだけど、そこに魂が入ってないから、違いますね。

あっちを向きながら「アイラブユー」と言うわけですよ。それを聞いてないと、「聞いてないの！」となっちゃう。それは嫌ですね。

船瀬　波動が通じてないね。

小林　「アイラブユー」と言ったら、その中の意味が全部伝わってなきゃいけないです。嫌でも「アイラブユー」と言ったら、それなりにスッキリするけど、通じない。心が入ってなかったら意味がない。アメリカではそれは通用しないですね。

船瀬　2度目の奥さんはおしとやかな女性なんだけど、ご両親が年下だって？（笑）

小林　うちの奥さんは私より36歳若いから、もめたらしいです。

船瀬　健先生も、その点はぶっ飛んでるよね。

小林　私は彼らより年上だけど、変えられないからしようがないね。

23

amazing medicine

一番大切なことは「気づき」

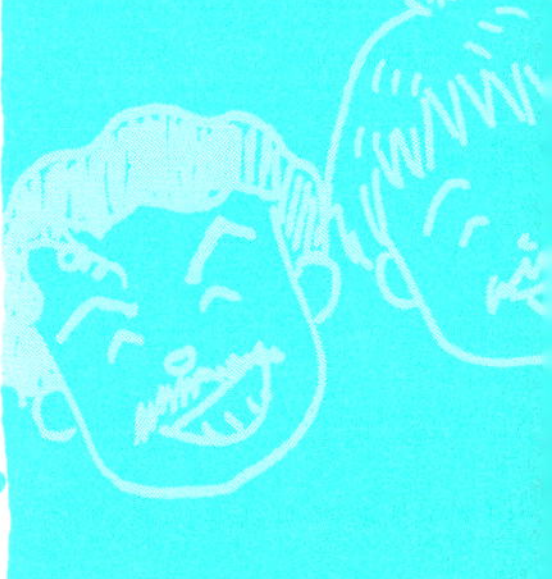

小林　僕がなぜ今これを話しているかというと、要は、物の考え方よりもその中身を見る癖をつけることが絶対必要だからです。ディナーに行くといったら、「誰と行く」が問題なんです。「何を食べるか」じゃない。

私なんか、映画を観ていて、画面でどんどん血が出てきて殺人描写が多過ぎて嫌だな、と思ったら、出ちゃいます。おカネを損したように思うけど、得してるんですね。

船瀬　無理はよくないですね。

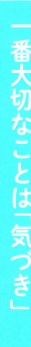

小林　日本の方は優しいから我慢しちゃう。そのときに言っちゃいけないですね。子どもが水をこぼしたからって、「ダメじゃないの」とひっぱたいたりするのは

ダメです。水がこぼれて大事なことは、拭くことです。それで何にも言わないで終わる。子どもも「そうか」と思っている。天気のいい日に、「お水はコーナーに置くとこぼれるよね」、「そうなの。この間、僕、失敗してね」となる。それがほんとの対応なんですね。それを、日本はしがらみとか、今までの伝統とか、考え方、習慣で縛られている。

船瀬　ガマンが美徳と考えられている。

小林　それはいいこともありますよ。私はこの間、ある大切なところの理事長さんにお世話になるということで、お菓子を選んで食べてみて「これだ！」と決めて、責任を持ってプレゼントしようとした。そしたら、私のセクレタリーが「つまらないものですけど」と言って差し出したので（笑）、僕は「ノー！」と言った。こんなに苦労して選んで、おいしいと思って自信を持っている、つまらぬものじゃないということで、初めてもめました。でも、彼女は正しいわけですよ。日本の習慣だし、当たり前のことなんだけど、私にしてみれば、そういうのはダメなんです。別の知り合いが「私の愚妻ですけど」と言ったので、私はその知り合いのところの委員会の委員やめましたからね。尊敬できない人をなぜ奥さんにしているの。尊敬していない人が集まった委員会なんかにいたくないですよね。

船瀬　悪い波動だらけ……。

小林　よくない、よくない。皆さんが今ここに集まったのは、船瀬先生と小林健とわけのわからないのが来ているけど、何かおもしろいんじゃないか。それが大事なんです。医学的に何とかかんとかじゃないんですよ。皆さんはもうご存じ。いろんな人からいろんな意見を聞いていても、皆さんに何が必要かというと、気づくことですね。気づきです。

今、先生おっしゃったように「少食がいいんだよ」、「ああ、そうね」、それじゃ意味がないわけです。ぐあいが悪くなったら、微食、ほんとにわずかな量を食べると、絶対に治ります。私は自分の体でも体験して、何千人という患者さんにもやっています。効果があります。

船瀬　体も助かるし、おサイフも助かる（笑）。

小林　青汁でも、例えばブロッコリースプラウトとか、ウィートグラスとか、パセリとかクレソンとか、ケールとか、何でもないもので、別にオーガニックじゃなくてもいいわけです。森先生もそうだから。それぞれ片手一杯ずつブレンダーに入れてコップ1杯の水を入れる。ミキサーに水を入れるのは、その水が細胞をあけてくれるからです。ジューサーはあけてくれないから、おいしく飲めますけどダメなんです。それを絞って飲んでごらんなさい。効果がある。そのとき、ちょっとレモンを入れるとかね。

せっかくできたから、もったいないからと3時間後に飲んだんでは意味がないわけです。つくったらすぐ飲む。飲めないと思ったら、「エクスキューズミー」と言って、皆さんに差し上げる。best green leaf vegetable をシェアすればいい。

船瀬 先生の農場に泊まったとき、森美智代さんが青汁をつくって全員に配りました。エネルギー、パワー全開。

小林 すごく元気になっちゃう。もっとすごいのは、元気がなくなった人は、5本のキャロットを皮を剥かないでブラッシングして、2本のセロリと1個のリンゴと1個のナシ、1つのビーツを入れる。これはジュースです。飲む前にレモンを絞って、私の場合はちょっとメープルシロップを入れます。それを飲んでごらんなさい。30分後にヤオーッ！　という気持ちになりますよ。

船瀬　元気だね（笑）。

26 amazing medicine いい運気を引き寄せる

船瀬 先生がすごいなと思うのは、いい運気がガーッと先生の前に吸い寄せられ、引き寄せられている。さっきのグーで殴るイタリアの嫁はん。普通はそれでめげて落ち込んで、落ち込むと逆に悪い運気が来るでしょう。先生に泊めてもらったハーレムのビルはすごいよね。最初、先生はおカネがなかったんでしょう。

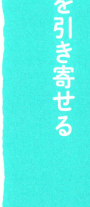

小林 ないないないない。

船瀬 それもまた運気だと思うんです。

小林 要するに考え方ですよね。いっぱい患者さんが来るから私がすごくおカネを持っているとみんな思うんですけど、実際そんなにチャージしてないから。ワンちゃんが2匹いて、離婚したのでアパートが欲しいなと思ったら、友人が「自

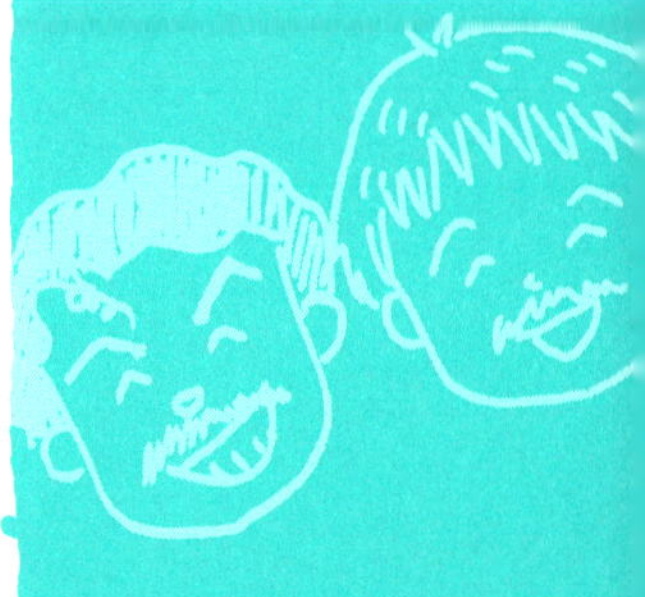

分のオフィスに住みなさい」と言うんですよ。そうすると家賃を払わなくていいから、その分をためて、それでアパートを買おうということになった。半年後に彼女が来て「幾らたまった？」と言われて、僕は5000ドルと言えないから、「ファイブ！」とやったんですね。

船瀬　5000ドルといったら、日本円で50万円ぐらいのものですよね。

小林　そう。もっとたまるはずなんだけど、私は殺される可能性があるので、若い連中とみんな使っちゃって、ためる気なんか全くないんですよ。ただし、ポケットに入ったおカネをいつもかごに入れていたら、何だかんだ集まって四千幾らになって5000ドルにした。彼女にしてみれば「ファイブ」はハーフミリオン、5000万と思うわけですよ。私はたった5000ドル、彼女は1億の半分ぐらいに思った。私の忙しさから見たら当たり前ですよね。それで「オーケー、レッツゴー」と言って、私は音楽が好きで、ハーレムのライブによく行っていました。

船瀬　そこで、もう運気がめぐってきた。

小林　そこでお会いした不動産のセールスマンが、その知り合いが買ったばかりのビルを見せてくれて、汚かったんだけどキュートだったのね。私はキュートが好きなんですよ。

船瀬　あそこは5階建てで、地下があって6階だね。すごいビルだよ。

小林　普通に買えば、そんなのは何ミリオンもするわけです。私の友人の不動産屋の女性、その弁護士、私の3人でそのオーナーのオフィスに行ったんです。

そして、ケン・コバヤシを調べたら離婚したばかりで、破産しているわ、銀行はクレジットがゼロだわ、すっからかんですよ。そして僕が「銀行で借りたらいいんじゃない?」と言ったら、「Doctor Ken, sorry, you are bankrupt（あなたは破産している)」、「エーッ」と。そういえばクレジットカードが使えなかったなと思って、いろんなことがわかっちゃった（笑）。

船瀬　最悪じゃん。

小林　そう、最悪。

船瀬　何であのビルが手に入ったかということです。

小林　彼女が不動産屋さんにハーフミリオンと言ったから、「ケン、現金で払いなさい」と。ファイブだからね（笑）。

船瀬　5000万円持っているんでしょう、と。

小林　単位が違うわけですよ。

船瀬　50万と5000万じゃ、100倍違うよ。

小林　「ファイブという意味は、ファイブサウザンド」と言ったら、彼女が「What? Five thousand dollars. Ridiculous!」。

船瀬　「バーカ」と言われた。

小林　そんな感じ。それでローヤーに謝って帰ろうと思ったら誰か来て、「Please, comeback」と言われて、「What does it mean?」、「I don't know. Owner want see you again.」と言うから、戻って「どうしたの？」と言ったら、確認するというんですよね。「Robert De Niro is your patient?」と言うから、「How do you know?」と聞いた。「ティナ・ターナーもあなたの患者か」と、だんだん有名な名前が出てくるけど、僕にとっては何にも関係ないと言ったら、「実はうちのワイフが目のがんだ」と言うんです。大金持ちだから、ヘリコプターで先生をいっぱい呼んでいるわけですが、調べるとダメで、私に会った1週間後に目を取ることになっていた。そうしないとがんが頭に行っちゃっというので。

船瀬 現代医学の限界だ。「治す」のでなく「切り取る」。

小林 おカネがあるのに治せないから、彼女は6カ月間大泣きです。誰に言っても現代医学的には無理だから。最後に、私が行った日に波長が合ったんでしょうね。彼女の何人もの友人から、ケン・コバヤシという医者がいて、この人は何が何だかわからないことをやるんだけど、がんを治している経験がある。それで彼女は旦那に電話して、「ハニー、サンキューね。私はこれで治せるドクターが見つかったから」。「よかったね。大事な目だから、何ミリオン払ってもいい。何というドクターだ」と言われて、「小林健という」。彼は覚えていないから、「ああそうか。オーケー」。ゴミ箱を見たら、捨てた「ケン・コバヤシ」と書いた書類があるから、彼は「あれっ」と思ったんじゃないですか。それで呼び返して確認したわけです。僕は「そうだ」と言った。

船瀬 さあ、ドラマのはじまりだ。

小林　「グッドニュースとバッドニュースがある」と言うから、僕も調子に乗って「How about good news?　How about bad news?」と言ったんだけど、彼はバッドニュースから先に言って、「うちのワイフの目が治るのにあなたは何ミリオンも請求するだろうから、私にとってはバッドニュースだ」と言うわけ。でも、目が治るならグッドニュースじゃない。でも、大金持ちにはバッドニュースだ。「ノー、ノー、僕は2000ドルか3000ドル、そんなもんだよ」と。そしたら「What?」。すかさず私が「How about good news?」と言ったら、「このビルをあなたにやるように努力する。でも、ただはいけないから」と言って、めちゃくちゃ安い値段にして、いろいろぶっ壊れているから直すおカネも必要だから、そのおカネも入れてくれる。「あなたのクレジットカードはどこの銀行もオーケーにしてあげる」。彼は3つも4つも銀行を持っているんですよ。その銀行に入れて、手に入っちゃった。

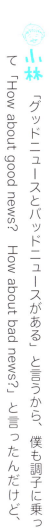

船瀬　何かミラクルでしょう。

小林　ミラクルじゃなくて、私がその5000ドルをためたということですね。

ミステークで「ファイブ！」。

船瀬　向こうは50万を5000万だと思った。

小林　世の中のことは全てそう。医者にがんだと言われたら、「サンキュー」と思わなきゃ。即死する予定だったのを調整するために、あなたにがんが生まれたんですよ。

船瀬　血液が汚れていくと最後は敗血症になり、一週間以内で死んでしまう。がんは、血液の浄化装置だし患者の延命装置なんだよね。

小林　がんの中には、自律的に潰れるような仕組みがあるんです。

船瀬　自分の用が済むと自然に消えていく。これは「がん細胞の自殺」アポトーシスと呼ばれる。

小林　それに感謝すればいいわけ。

船瀬　そうしたら、自分で勝手に消えていくんです。

ハーレムに行ってごらんなさい。僕が学生時代にハーレムに行ったら、とても怖くて汚くて危ないところだったのが、今やとてもチャーミングな街になっています。

小林　昔のクリントン大統領がバーでサックスを吹いていたのよ。

船瀬　ジャズの生バンドのお店とか、最高ね。

小林　船瀬先生と、うちの近所のフレンチレストランに行ったら、生バンドが演奏してたの。すごくよかったよね。

船瀬　街並みは緑が豊かでクラシックで、ハーレムは人気で、5階建てのビルが買ったときの10倍ぐらいになっているでしょう。

小林　売る気はないけどね。

船瀬　「わらしべ長者」という話があるけど（笑）、運気がいい方向にどんどん膨らんでいく。先生が運気を呼んでいるんだね。

amazing medicine 27

無心に、いい「運気」だけを受け入れる

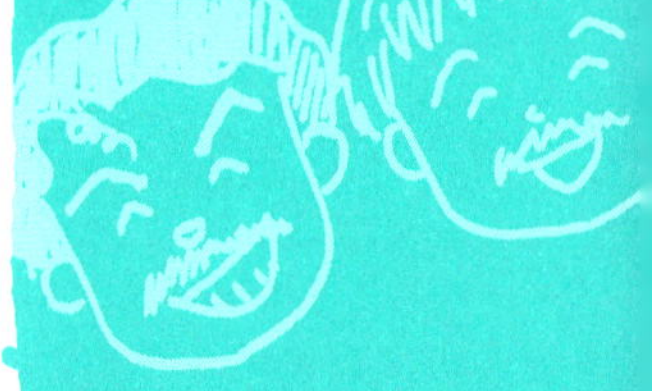

船瀬 最後に、先生、「運気」を呼ぶにはどうしたらいいんでしょう。

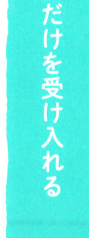

小林 簡単。運気というのは、気が運ばれてくる。だから、胸をあけると、嫌というほど気が入ってきます。悪いのもいいのも入るから、悪いのを捨てて、いいのだけ食べちゃう。これが運気の呼び方ね。それで、必ず「サンキュー」と言う。「サンキュー」と言うと、悪いやつらはそういうのが好きじゃないから、「この人のところには行かないな」と思うみたいで、いいのが入ってきます。それをいつもやっていると、今、先生がおっしゃったように運気が入ります。悪いのもいいのも全て来ているわけです。でも、あなたが運気のいいほうを選ぶ気持ちがあれば、悪い気は入れないんです。入るのを受け入れないと入らない。受け入れて、

あなたの体がいいのと悪いのを判断するわけです。

船瀬　頭を使っちゃダメだね。

小林　ダメ。

船瀬　素直に直感に生きるのがいい。これで一発儲けてやろうとか、これでモテてやろうとか、カネ持ちになってやろうとか、そういうのがあったらダメなんだね。無心で受け入れなきゃいけない。アレコレ考えてもダメだね。

小林　今、これだけたくさんの人がいますけど、皆さんの心は一つです。

船瀬　短気は損気よ。あとは、チャーミングでなきゃダメなんですよ。キュートで魅力的であることは絶対大事だと思いますね。

小林　皆さん、自信を持って。自分がちょっと背が低くても、人生は背じゃないから。太っていても、それじゃないから。おカネがないこと、○○大学でどうしたとか、関係ない。

最後に、なぜ私が今少しずつ皆様からの関心を得られるようになったかといいますと、エイズを治せるドクターは1人もいない。私は3800人治した。これが皆さんの力になると思う。大事なことだから。簡単なの。エイズというのは、免疫力が下がって死ぬということだから、免疫力が低い、つまりライオンだったのがミミズになったと思えばいい。毎週10万円の給料が100円になったと思えばいい。その生活をすれば死なないで済む。

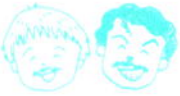

船瀬　自然体で生きる、ということだね。すると免疫力も上がってくる。

小林　エイズになって、弱気になって死ぬんだと来た人が何千人といる。僕はその人に「家を売れ」と売らせた。それで山を買うと、10分の1で買える。川の水を飲め、タンポポを食べろ。それこそミミズはすごいたんぱく質だから、ガーリックとソテーして食べろ。そうやっていったんですよ。

かゆいと言えば漢方薬を飲め。痛いといえば痛みを緩和しました。それもその原因を治すものを取ってもらったので、そこからくる症状がおさまるわけです。

奇跡でもなんでもない。人間を信じ、人間の持っている身体のシステムを尊敬し、身体の苦情を聞いてあげただけです。真の触れ合い、「信」の気づき、真のケアです。それで落ちつかせて、3800人治った。サンキュー。（拍手）

profile

小林 健（こばやし けん）

ＮＹ在住36年。マスターヒーリングミニスター。自然療法医師。

２歳から４年間にわたり、人間が発する電磁波をキャッチすることを祖父から学び、その後東洋医学一筋に治療に従事すること56年。身体の症状とその原因を同時に治療。特に、自律神経、恒常性、そしてライフスタイルを改善、向上することにより、画期的な治療効果をあげている。世界各国から訪れる多くの人々を家族と思い、愛と慈悲、感謝と尊敬をもって接している。愛情あふれる人柄とその温かい笑顔で、世界の人々に愛されている。

「本草閣」ホームページ：http://kensheaven.com/Home.php

Facebook：〝KEN KOBAYASHI〟

船瀬俊介（ふなせ しゅんすけ）

1950年、福岡県田川郡添田町生まれ。九州大学理学部中退。早稲田大学第一文学部・社会学科卒業。学生時代から消費者・環境問題に関心を抱く。日本消費者連盟に出版・編集スタッフとして参加。『あぶない化粧品』シリーズなどを執筆する。1986年、独立。以来、「医」「食」「住」問題を中心に、執筆、評論、講演活動を続けている。

主な著書に、『買ってはいけない』(共著、金曜日)、『抗ガン剤で殺される』『笑いの免疫学』『病院に行かずに「治す」ガン療法』『アメリカ食は早死にする』『原発マフィア』(花伝社)、『クスリは飲んではいけない!?』『「長生き」したければ、食べてはいけないp !?』(徳間書店)、『風景再生論』『漆喰復活』『THE GREEN TECHNOLOGY』『日本の家はなぜ25年しかもたないのか？』(彩流社)、『悪魔の新・農業「ネオニコチノイド」』(三五館)、『巨大地震が原発を襲う』(地湧社)、『わが身に危険が迫ってもこれだけは伝えたい日本の真相！』(成甲書房)、『これが[人殺し医療サギ]の実態だ！』『ワンワールド支配者の仕掛け罠はこう覆せ！』『これだ！《里山資本主義》で生き抜こう！』(以上共著、ヒカルランド)、『巨大地震だ、津波だ、逃げろ！』(ヒカルランド)など多数。

おもしろブラザーズ対談
ミラクル☆ヒーリング
こんなに凄い！ 宇宙の未知なる治す力

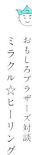

第一刷 2016年11月30日

著者 小林健
船瀬俊介

カバー絵 さくらももこ

発行人 石井健資

発行所 株式会社ヒカルランド
〒162-0821 東京都新宿区津久戸町3-11 TH1ビル6F
電話 03-6265-0852 ファックス 03-6265-0853
http://www.hikaruland.co.jp info@hikaruland.co.jp

振替 00180-8-496587

本文・カバー・製本 中央精版印刷株式会社

DTP 株式会社キャップス

編集担当 TakeCO

ISBN978-4-86471-436-5

本といっしょに楽しむ ハピハピ♥ Goods&Life ヒカルランド

傷ついたDNAを修復するとも言われている528Hzは、音叉療法でも一番に用いられる基本の周波数です。愛の周波数、癒しの周波数とも呼ばれています。

複雑な人間関係や飛び交う電磁波など何かとストレスのたまりやすい環境に生きることを余儀なくされている私たちにとって、528Hzの周波数は、まさにハートサポートに欠かせないものという認識が一般に広がり始めています。

ヒカルランドが日本有数の音叉メーカー株式会社ニチオンと共同製作しました528hzの音叉は、あなたの健康増進、ハートヒーリングにぜひ役立ててもらいたい、その思いを込めて一本一本手創りで制作いたしました。

◉エナジーアップ528／ホツマグランデ　販売価格　26,000円（税込）

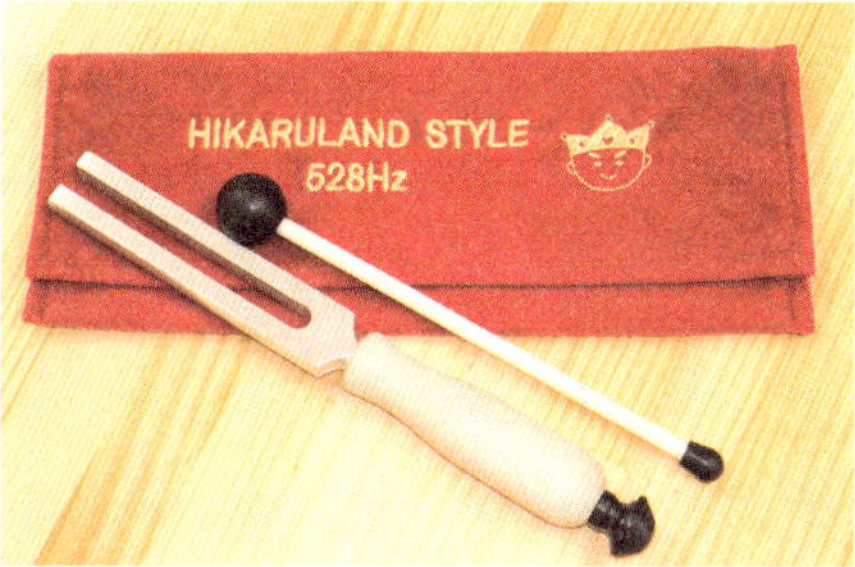

持ち手の部分に工夫を凝らし、握りやすくなっています。また、底の部分を体の気になる部分にあてれば、直接体の中に周波数を入れることができます。さらに特徴としましては、神代文字［言霊治癒］で知られる片野貴夫さんに依頼しまして、もっとも言霊POWERを秘めた16文字の音霊チャントを左右に刻印しています。
音叉本体長さ：24.5㎝／叩き棒、特製布袋つき

◉いつでもどこでも528／ピッコロゴールド　販売価格　13,000円（税込）

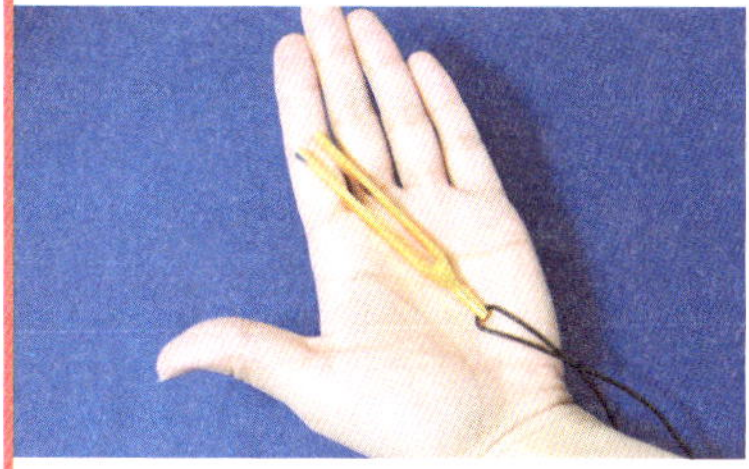

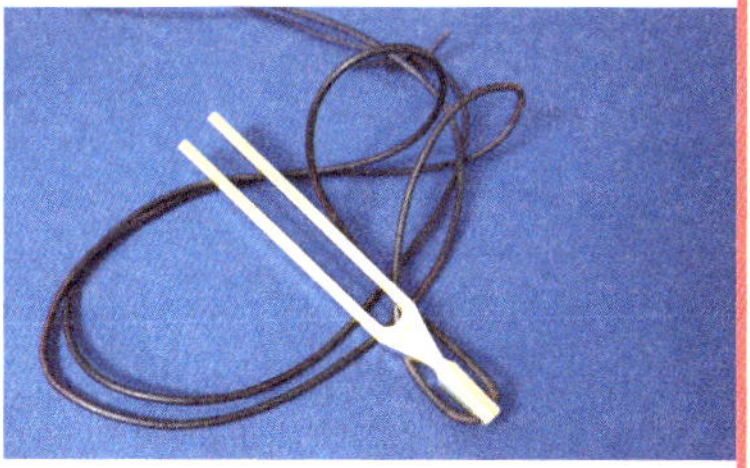

ピッコロゴールドはコンパクトなサイズで革紐付きなので、首に下げて、あるいはお手持ちのバッグ類などにつけて、いつでも持ち歩いていただけるタイプです。二本の指で弾くその音は、小さくてあなた以外の周りにはほとんど聞こえないため、外出先でもいつでも使え、場所も選びません。それでもしっかり528Hzの周波数です。
音叉本体長さ：8.5㎝／革紐長さ：45㎝

【お問い合わせ先】ヒカルランドパーク

はたったの82Vという結果が明らかになりました。また、摩擦抵抗も少ないため、赤ちゃん、ご年配の方、肌トラブルに悩む方も安心してご使用いただけます。

○ 天然の温熱・保温性

竹布の大きな特徴は、その温熱性。竹布ソックスやTシャツによる温熱効果試験で、着用前と着用20分後では平均温度で、0.7℃の体温上昇が測定されました。

上昇した体温は、竹布の繊維に含まれる温められた空気と高い水分率によって保温維持されます。

TAKEFU Tシャツの温熱効果テスト

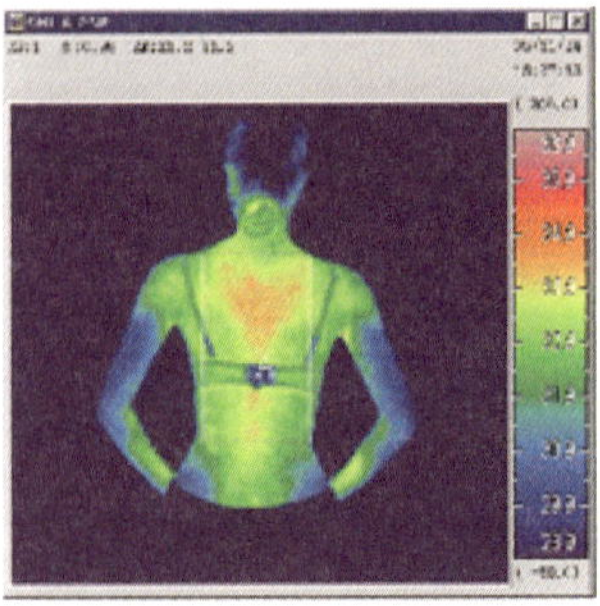

竹布Tシャツ着用前

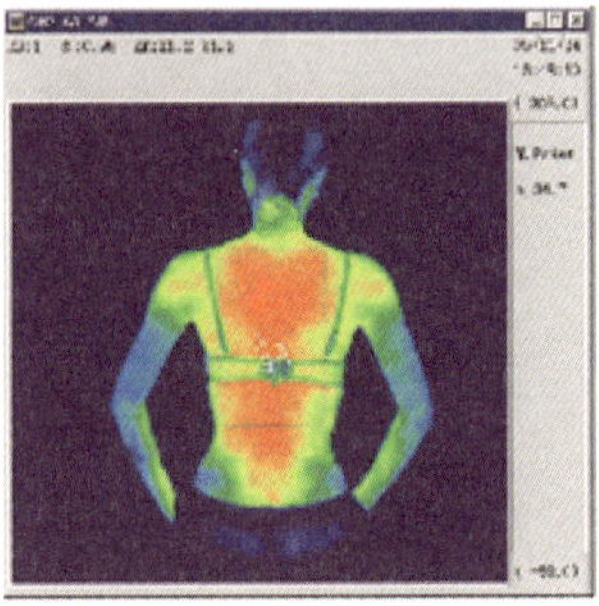

竹布Tシャツ着用20分後

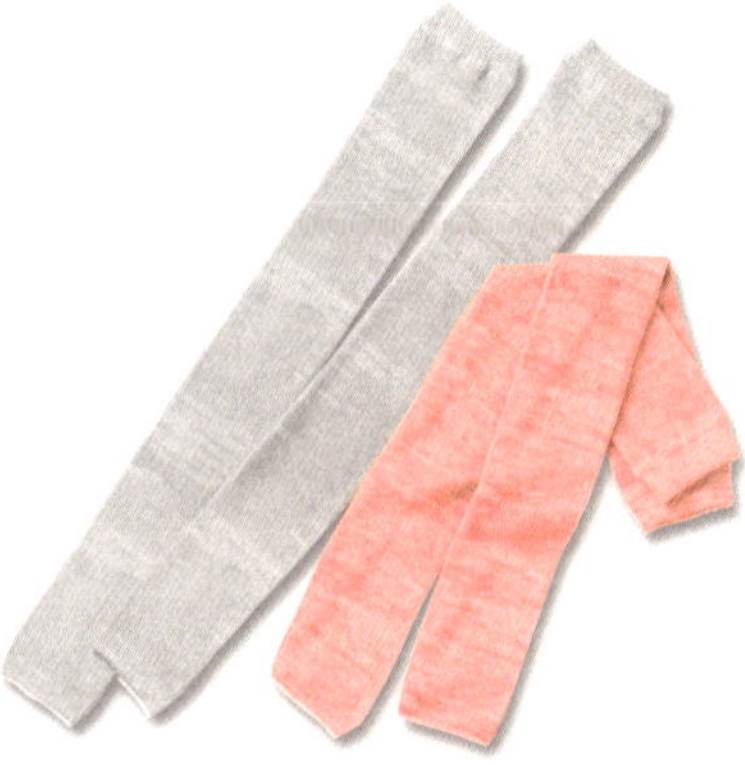

竹のレッグ&アームウォーマー

■ 2,700円（税込）

体温が下がると免疫力が落ちると言われています。第2の心臓と言われるふくらはぎを温めることが大切です。

●素材：レーヨン（TAKEFU）80%（原料に竹を使用）、ナイロン20%

●カラー：グレー、ピンク、ブラック

【お問い合わせ先】ヒカルランドパーク

ほっとするやわらかさの竹布

竹から生まれた天然抗菌繊維 TAKEFU（竹布）。

竹の持つ特性をそのまま生かし、抗菌性、消臭性、制電性、吸湿・吸水性、温熱効果を持ち合わせた、人類が初めて手にした天然抗菌繊維。ほっとするやわらかさで心と体を包む『癒しの繊維』です。

レーヨン（TAKEFU）と表記されていますが、レーヨンとは木や竹などの植物から作られる繊維で、石油を原料とする合成繊維とは異なります。土中に埋めるとわずか数か月で生分解していきます。

竹布の５つの特徴

〇天然の抗菌性　〇天然の消臭性
〇優れた吸水性　〇天然の制電性　〇天然の温熱・保温性

○天然の抗菌性

昔からおにぎりを包むなど食べ物の保存に使用されてきた竹。TAKEFU（竹布）は、この天然の抗菌力を特殊製法によりそのまま生かした繊維です。財団法人日本食品分析センターの抗菌テストで、MRSA 菌（代表的な院内感染菌）の増殖を抑制することが実証されました。
菌の繁殖を抑制する TAKEFU（竹布）は、肌に直接触れる肌着や靴下などの素材として最適です。通常の抗菌繊維と違って、抗菌剤を添加していないのでお肌にも安心です。

○天然の消臭性

TAKEFU（竹布）は、天然の消臭効果にも優れています。体臭の原因となるアンモニアガスなどの消臭も実験により明らかになっています。ですから、肌着や靴下の素材にピッタリなのです。

○優れた吸水性

一般的に５秒以内で水に沈み、吸水すると吸水性に優れているといわれますが、TAKEFU（竹布）はどちらも１秒以内に反応。優れた吸水性を誇ります。

○天然の制電性

カラダに悪影響を及ぼすといわれている静電気。TAKEFU（竹布）は、静電気がほとんど帯電しない繊維です。１分間摩擦した際の帯電測定の実験により、綿は1000V、シルクが1700V 帯電していたにも関わらず、TAKEFU（竹布）

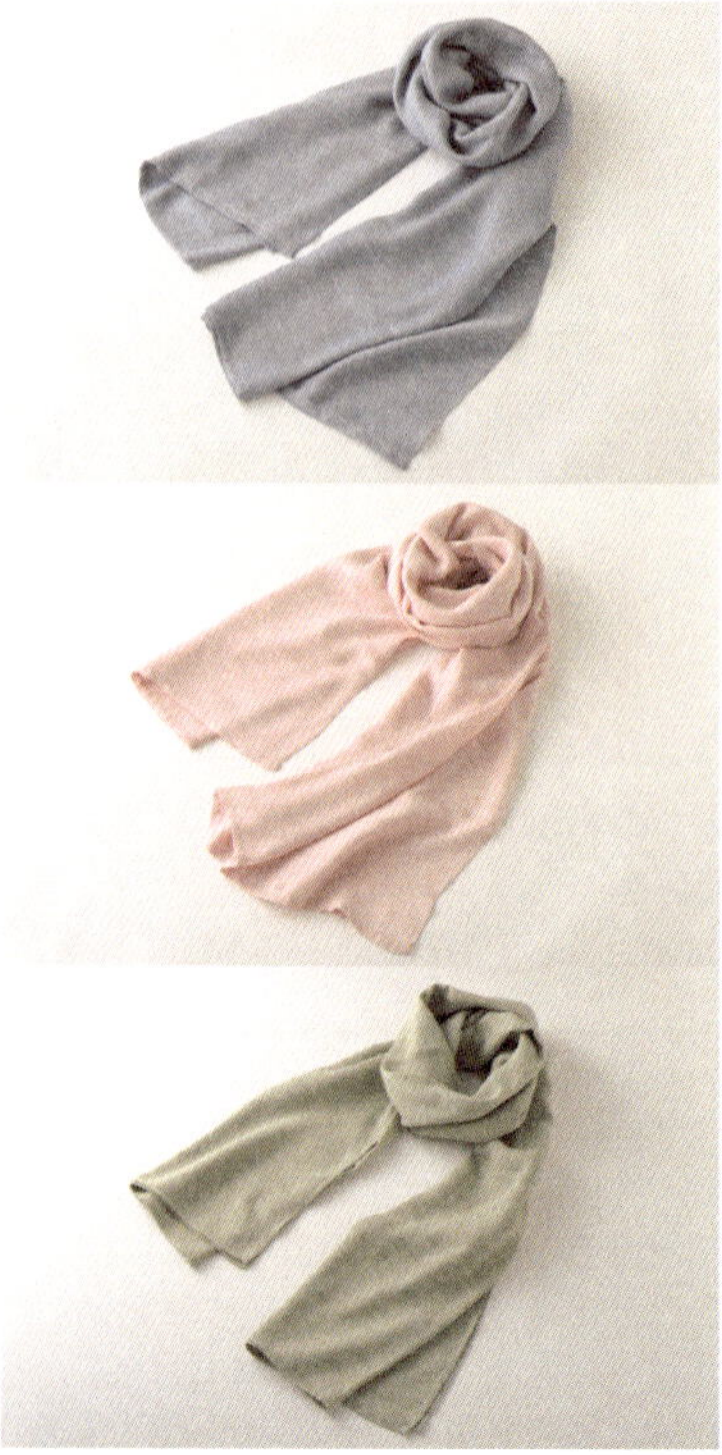

清布（すがしぬの）竹のガーゼショール

■ 5,184円（税込）

TAKEFUの中でも最も細い糸を使用し、二重に織り上げたガーゼ生地です。大判の万能布としてご活用ください。

仕事中のひざ掛け、お出かけの際の寒さ防止に紫外線避け、さらに飛行機などの乗り物では特にオススメです。

制電性も高いため、冬の静電気が起こりやすい時期にもご利用されるといいでしょう。

●カラー：桜花（ピンク）、若竹（グリーン）、浅藍（ブルー）

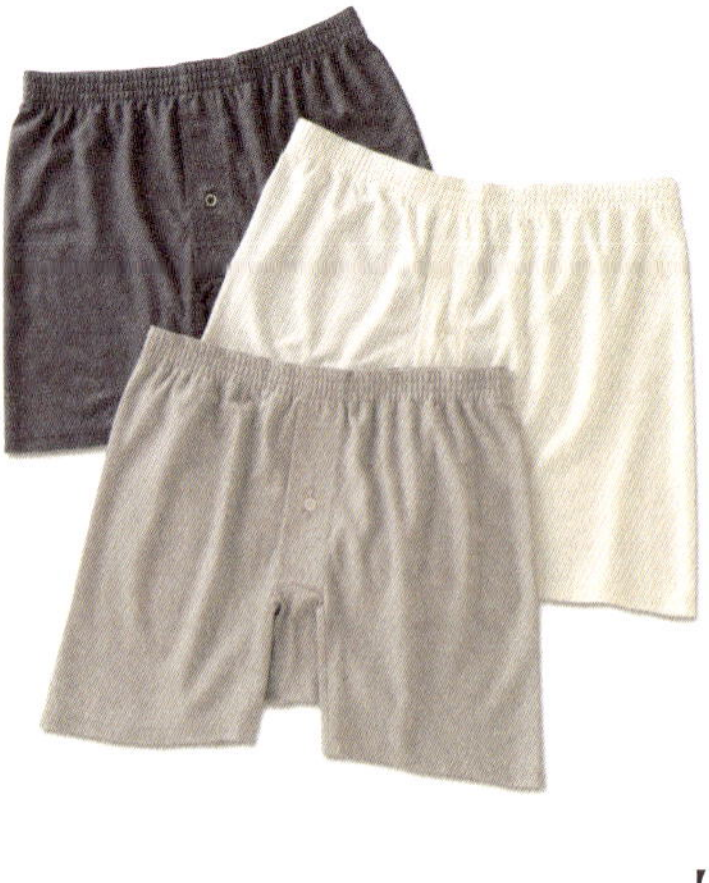

竹のトランクス【MEN'S】

■ 3,024円（税込）

滑らかな肌触りで、ずっと履いていたくなるトランクスです。気がつくと、このトランクスばかりを着まわしているかも!? 薄くて、横方向に伸びやすい天竺編みで作られています。

●素材：レーヨン（TAKEFU）70%（原料に竹を使用）、綿30%
●サイズ：M、L、LL
●カラー：ライトグレー、オフホワイト、ブルーグレー

【お問い合わせ先】ヒカルランドパーク

竹の５本指ソックス

■ 1,404円（税込）

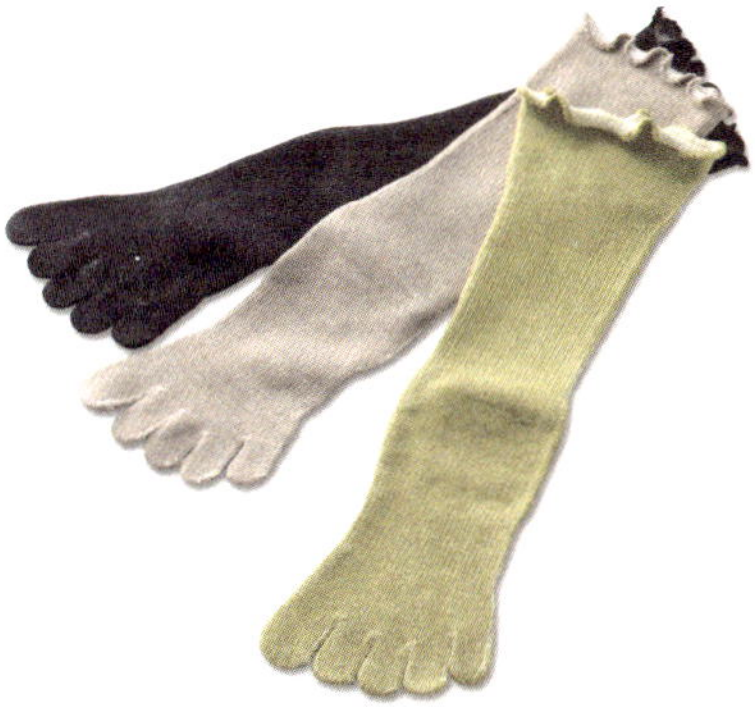

竹布の５本指ソックスは、画期的な構造が特徴的！　靴と摩擦してしまうオモテ面は丈夫な綿糸を使い破れにくく、肌が触れるウラ面はやわらかい肌触りのTAKEFU繊維を100%使用しました。
なめらかでやさしい肌触りと、ずっと履き続けられる丈夫さを両立した、画期的な新構造です。

●素材：レーヨン（TAKEFU）47%（原料に竹を使用）、綿47%、ナイロン４%、ポリウレタン２%
●サイズ：22～24cm、25～27cm
●カラー：グレー、ライトグリーン、ブラック

竹の裏パイル５本指ソックス

■ 2,052円（税込）

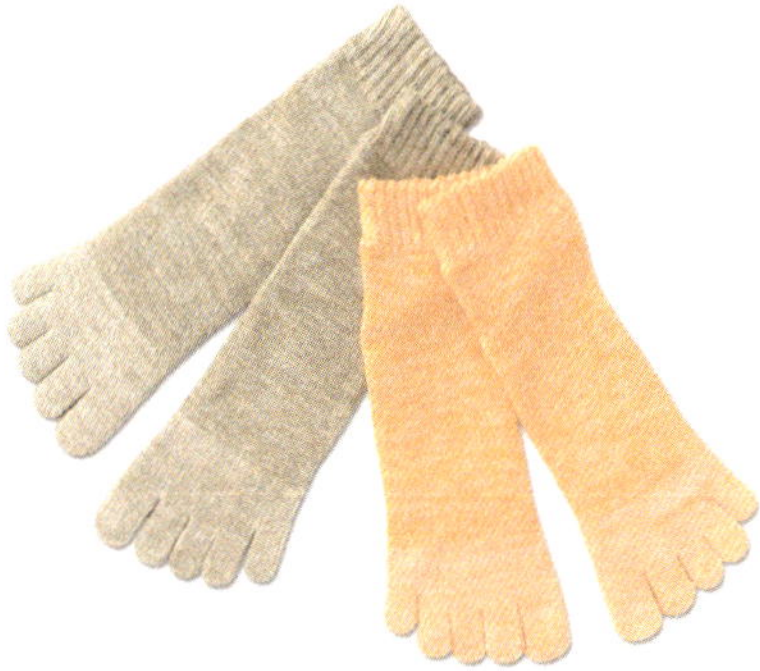

指の先までホッカホカ！　５本指派の方々に大人気の裏パイル５本指ソックスです。
５本指なのに、縫い目に引っかからず、スルスルッとはける滑らかな履き心地！

●素材：レーヨン（TAKEFU）67%（原料に竹を使用）、綿26%、ポリエステル６%、ポリウレタン１%
●サイズ：22～24cm、25～27cm
●カラー：カーキ、イエロー

1.リフレッシュ　2.疲労回復　3.免疫アップになるのです。

《みらくる☆ヒーリング》の特徴はそれだけではありません。音響免疫療法で著名な西堀貞夫さんの《子宮羊水の中の生きた響き》を体感できる**❶音響椅子**をはじめとして**❷ AWG ❸メタトロン**の３つの波動機器を導入。皆様に体感していただけるスペースも用意しました。
その他にも生命活性の源といわれる微量放射線のホルミシス効果を体感できる**❹ガイアイオン**も特製のホルミシスルーム（予定）で体験いただけるよう準備を進めております。
これら❶❷❸❹は重度な不調で困る人を笑顔にしてきた伝説を多くまとった知る人ぞ知る機器ばかりです。さらには目が良くなった、心の病が治ったとの報告が相次ぐ**❺ブレインパワートレーナー**も用意しました。
とにかく「詳細を知ったらぜったいに試してみたくなる」そんなヒーリングツールをあなたの興味のままに自由自在に体感できる、健康オタクの桃源郷エルドラド、それこそがまさに《みらくる☆ヒーリング》のネーミングの由来です！

さらにさらに専門トレーナーによる声紋分析や暗視野顕微鏡によるソマチッド鑑賞、ボディライトニングの施術など、止まるところを知らない勢いで NEW 企画が進行中です！

東西線神楽坂駅２番出口からも、今なにかと話題の la kagu（ラカグ）からも徒歩１分（ヒカルランドパークからは徒歩12分）の神楽坂《みらくる☆ヒーリング》にぜひぜひ遊びに来てくださいませ！

オープニングスタッフ募集中！

神楽坂ヒカルランド
《みらくる☆ヒーリング》
がまもなく誕生します！
（2016年12月プレオープンの予定）

《みらくる☆ヒーリング》とは
◉ リフレッシュ
◉ 疲労回復
◉ 免疫アップ
など健康増進を目的としたヒーリングルームです。

一番の特徴は、このヒーリングルーム自体が、自然の生命活性エネルギーと肉体との交流を目的として創られていることです。私たちの生活の周りに多くの木材が使われていますが、そのどれもが高温乾燥・薬剤塗布により微生物がいないため、本来もっているはずの薬効を封じられているものばかりです。

《みらくる☆ヒーリング》では、45℃のほどよい環境で、木材で作られた乾燥室でやさしくじっくり乾燥させた日本の杉材を床、壁面に使用しています。微生物が生きたままの杉材によって、部屋に居ながらにして森林浴が体感できます。
さらに従来のエアコンとはまったく異なるコンセプトで作られた特製の光冷暖房器を採用。
この光冷暖房器は部屋全体に施された漆喰《しっくい》との共鳴反応によって、自然そのもののような心地よさを再現するものです。
つまり、ここに来て、ここに居るだけで

本といっしょに楽しむ ハピハピ♥ Goods&Life ヒカルランド

◉ 太古の水

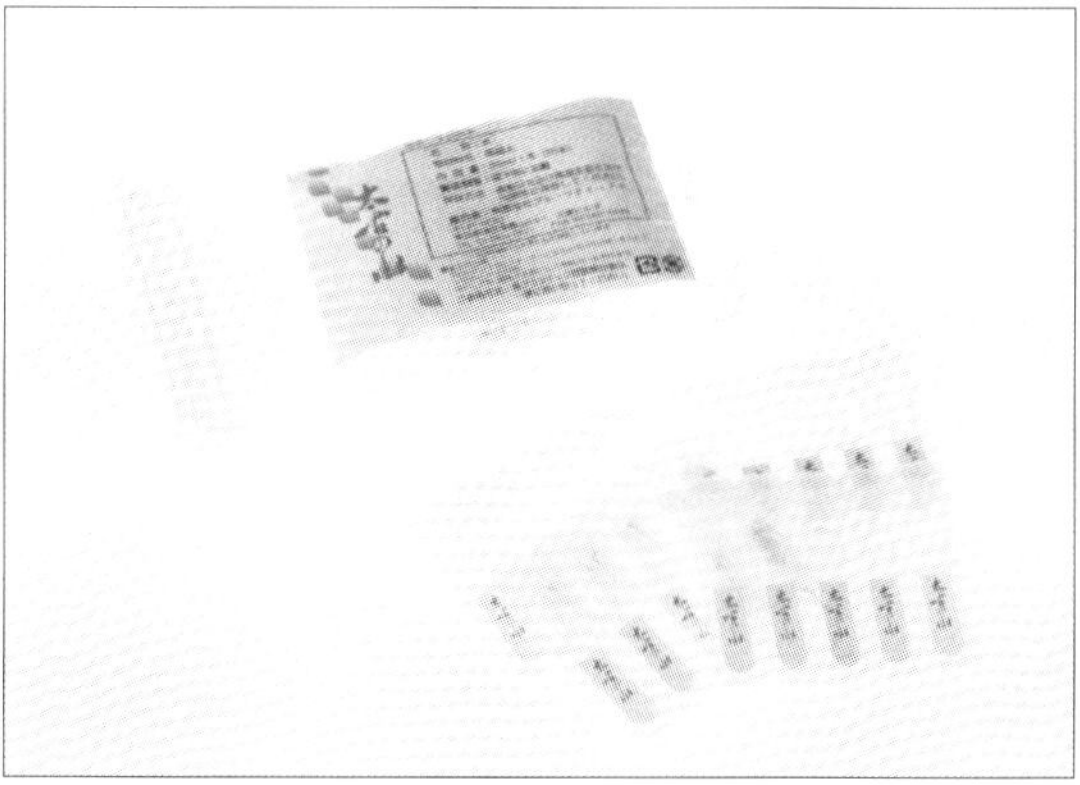

太古の水（0.5cc×20個）× 2 パックセット
販売価格　4,860円（税込）
太古の水（ 1 cc×20個）× 2 パックセット
販売価格　9,720円（税込）

『あの世飛行士』木内鶴彦・保江邦夫著（ヒカルランド刊）でお馴染みの彗星研究家・木内鶴彦氏が考案した、地球に生命が誕生したころの活力に満ちた水を目指して作られた水です。木内さんは活力にあふれた水をそのままの状態に保つ方法を研究しました。カギを握るのは圧力と太陽光。どちらも自然の贈り物です。太古の水の0.5ccサイズは、500mℓのミネラルウォーターに１本、１ccサイズは１ℓに１本入れてご使用ください。（これで1000倍希釈になります）
従来の１ccサイズも取り扱いを始めました。冷やしても温めてもおいしくお飲みいただけます。ごはんやおかゆを炊いたり、味噌汁や野菜スープを作る時に使用すると、素材の味を良く引き出します。健康づくりのために飲む場合は、１日500mℓを目安に、ご自分の体と相談しながらお飲みください。なお、水分を制限されている方は、その範囲内でお飲みください。

【お問い合わせ先】ヒカルランドパーク

カタカムナの宇宙エネルギーで丹田を守る

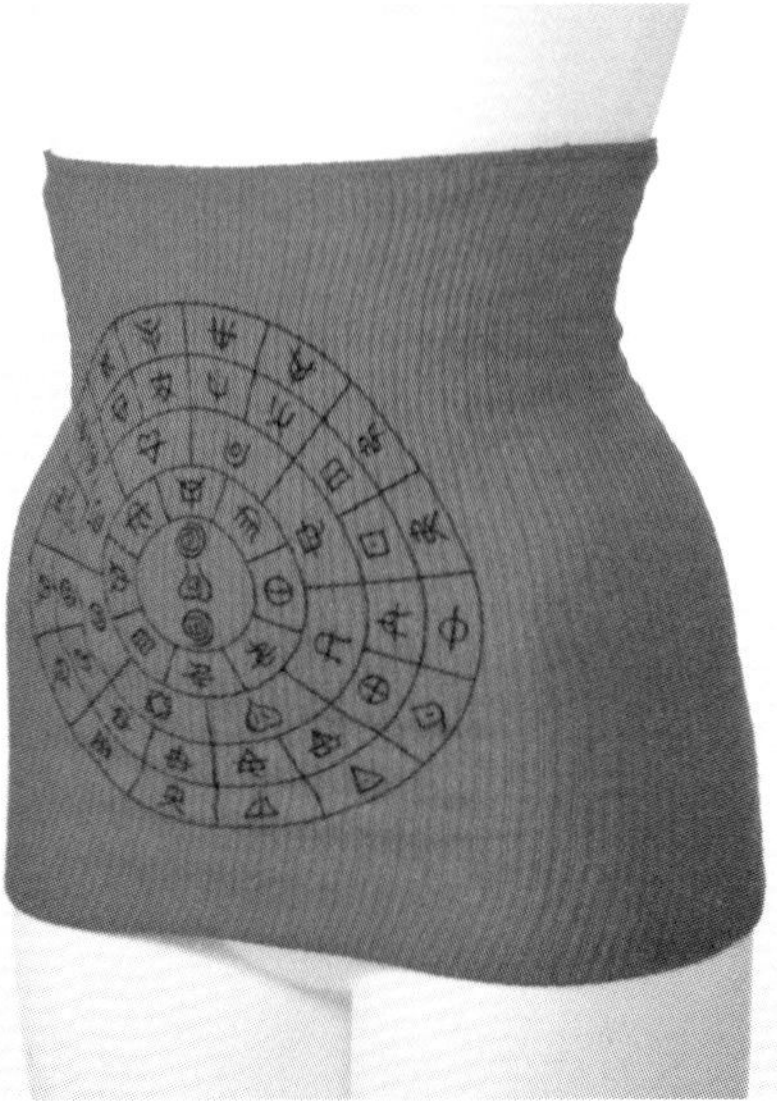

まありん腹巻き
4,320円（税込）

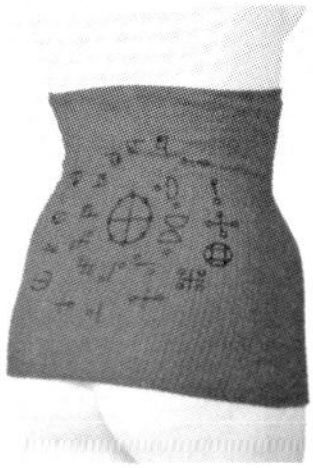

カタカムナは超古代から日本に伝わる神代文字。ヲシテ文字は、縄文時代の神代文字で、どちらも宇宙のエネルギーを文字として表現しています。

２つとも超強力な形霊ですが、それを肌につけることでオーラ内にその形霊のエネルギーがインプリントされ、肉体レベルで宇宙エネルギーを体感できます。

肌触りが良く、洗濯してもへたれません。カラダにぴったりフィットし、カラダをしっかり温めてくれます。よく伸びるので、どんな体型の方にもオススメです。

縦に長さがありますので、２重に折り込んでお使いください。

寒さ対策はもちろん、妊婦さんや、妊活中の女性にも最適です。子宮を形霊パワーで温めて、胎児を守ったり、女性性をアップさせてください。身につけていただくことで肚と腰に力が入り、地に足が着くという声も頂いています。
●素材：国産綿97％、ナイロン２％、ポリウレタン１％
●カラー：赤

【お問い合わせ先】ヒカルランドパーク

ヒカルランド　好評既刊！

地上の星☆ヒカルランド　銀河より届く愛と叡智の宅配便

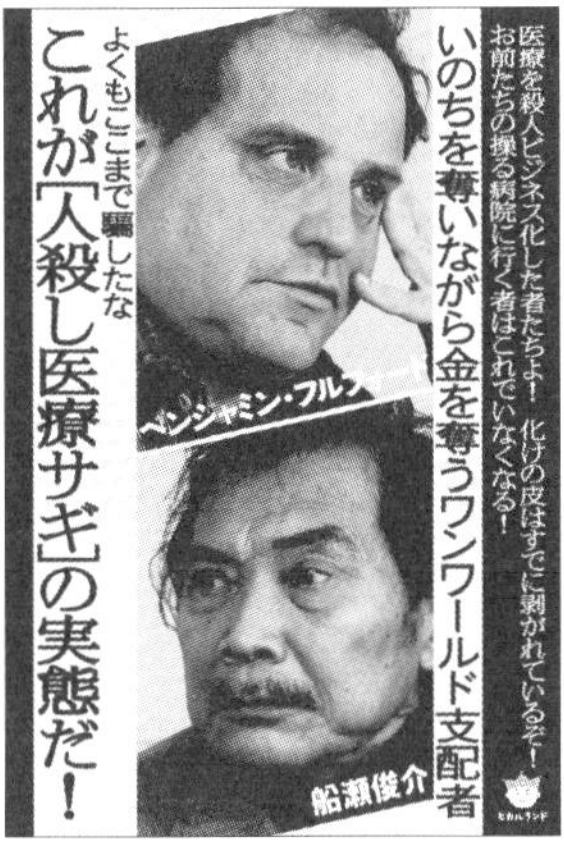

これが［人殺し医療サギ］の実態だ！
著者：船瀬俊介／ベンジャミン・フルフォード
四六ソフト　本体1,600円+税
超★はらはら　シリーズ034

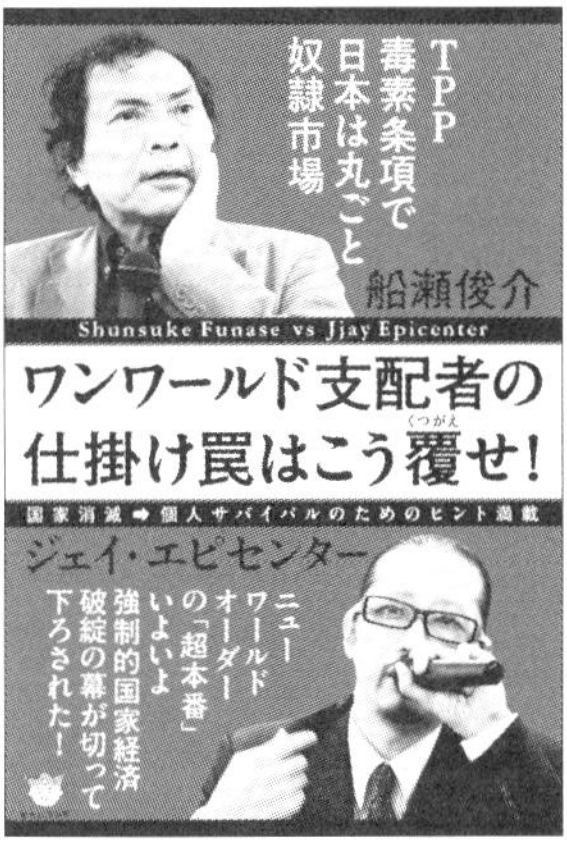

ワンワールド支配者の
仕掛け罠はこう覆せ！
著者：船瀬俊介／ジェイ・エピセンター
四六ソフト　本体1,600円+税
超★はらはら　シリーズ037

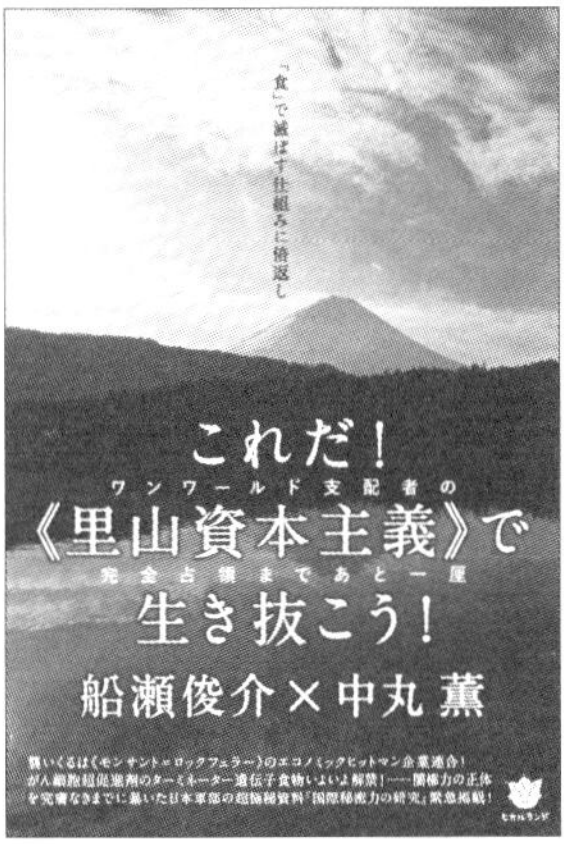

これだ！
《里山資本主義》で生き抜こう！
著者：船瀬俊介　中丸 薫
四六ハード　本体1,700円+税
超★わくわく　シリーズ049

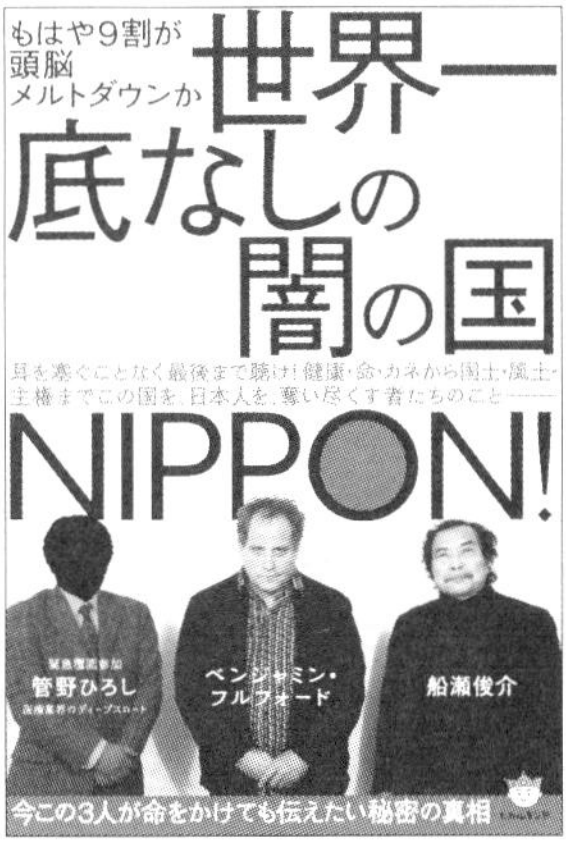

世界一底なしの闇の国NIPPON！
著者：船瀬俊介／ベンジャミン・フル
フォード／管野ひろし
四六ハード　本体1,843円+税
超★はらはら　シリーズ042